摂食障害および食行動異常予防に関する研究

山蔦圭輔 著
Keisuke Yamatsuta

Study on
the prevention
of eating
disorders
and eating
behavior

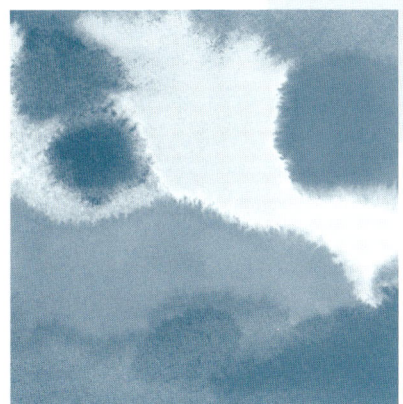

ナカニシヤ出版

まえがき

　現在，思春期・青年期の女性を中心に摂食障害や摂食障害のハイリスク群といえる心理・行動的特徴を呈する者が散見され，予防や支援に対する基礎的研究や基礎的研究に基づいた実践を行うことが求められている。

　摂食障害をはじめとした食行動の問題を考える上で，"痩せていることが美しい"といった社会的基準を取り上げることは欠かすことができない。"痩せていることが美しい"といった基準の一般化と摂食障害の患者数は一致するという見解もあり，社会の価値基準を自身の価値基準として取り入れた結果生じる，心理・行動的問題のひとつが食行動の異常であるともいえる。しかし，単に社会的な価値基準を自身の価値基準として取り入れることだけで，食行動の問題が生じる訳ではなく，"社会的な基準（痩身が美しいといった基準）"と"実際の自分の身体"とを比較し，その結果として生じる否定的感情（身体像不満足感など）が食行動の問題の発現・維持に影響するものと考えられる。そして，この否定的感情は，"社会的に評価されるだろう自分"を手に入れる行動（極端なダイエット行動）を引き起こすとも考えられる。また，こうした行動が維持されることで，"自分を苦しめる食行動の問題"へと進展してしまうとも考えられる。

　以上のように，食行動の問題は，痩身に高い価値を置く社会文化的風潮に基づき，「自分は価値のある人間か否か」といった認識（決定することが難しい評価）に依存する問題ともいえる。

　本書では，7つの調査研究，2つの介入研究から構成される。
　第一に，身体像に対する不満足感を測定する尺度，食行動の異常性を測定する尺度を開発することを目的とした（研究1～研究4）。第二に，開発した尺度を使用した関連性・影響性の検討を行い，身体像に対する不満足感が食行動の異常性とどのような関係性を有するかを明らかとすることを目的とした（研究

5・研究6)。第三に,身体像に対する不満足感および食行動の異常性について,自己意識の持ち方を考慮し検討することを目的とした(研究7)。第四に,全ての結果に基づき,食行動の異常性を発現・維持する起点となる要因(公的自己意識・身体に関する他者評価不満足感)に対するアプローチ法(心理教育プログラム)を開発し,効果の検討を行うことを目的とした(研究8・研究9)。

本書で示す食行動の問題を発現・維持するプロセス(各種モデル)は,実証性を担保する必要がある仮説モデルである。したがって,今後,追従した検討を行う必要があるが,食行動の問題をテーマに研究・臨床を実践する上で,何らかの助けとなる情報を提供できることを願っている。

なお,本書では,2007年に早稲田大学へ提出した博士(人間科学)学位論文「摂食障害予防のための尺度および心理教育プログラムの開発」における研究および文部科学省科学研究費補助金「摂食障害の心理的メカニズム研究—自己意識の観点から—」(課題番号20730455),「摂食障害予防および支援を目的とした心理教育プログラムの開発」(課題番号22730558)の各助成を受け実施した研究の成果を加筆・修正しまとめたものである。また,本書を刊行するにあたり,日本学術振興会平成23年度科学研究費補助金(研究成果公開促進費)の助成を受けた。

目　次

まえがき　*i*

1　序論および目的……………………………………………1
　1．はじめに　*1*
　2．摂食障害の判断基準および歴史　*1*
　3．摂食障害の実態　*7*
　4．接触行動の問題を発現・維持する要因　*8*
　5．食行動の問題と自己意識　*11*
　6．食行動の問題と予防　*15*
　7．測定と査定　*16*
　8．学校精神保健の場における予防　*18*
　9．食行動異常および摂食障害関連研究の問題点と課題　*18*
　10．各研究の位置付けおよび目的と調査概要，対象者　*22*

2　学生における食行動異常の特徴と実態調査（研究1）………31
　1．はじめに　*31*
　2．目　　的　*32*
　3．研究方法　*32*
　4．結　　果　*33*
　5．考　　察　*38*

3　身体像不満足感測定尺度の開発（研究2）……………41
　1．はじめに　*41*
　2．目　　的　*42*
　3．研究方法　*42*
　4．解析方法　*43*
　5．結　　果　*45*
　6．考　　察　*49*

4 食行動異常傾向測定尺度の開発（研究3）······· 53
　　1．はじめに　53
　　2．目　的　53
　　3．研究方法　54
　　4．解析方法　54
　　5．結　果　57
　　6．考　察　60

5 食行動異常傾向測定尺度カットオフポイントの設定（研究4）
······· 63
　　1．はじめに　63
　　2．目　的　63
　　3．研究方法　64
　　4．解析方法　64
　　5．ROC分析　65
　　6．考　察　66

6 身体像不満足感と食行動異常との関連性・影響性（研究5・研究6）······· 67
　　1．はじめに　67
　　2．本章の目的　67
　　3．本章のまとめ　88

7 身体像不満足感と食行動異常との関係　自己意識の観点から（研究7）······· 91
　　1．はじめに　91
　　2．本章の目的　91
　　3．研究方法　92
　　4．結　果　93
　　5．考　察　95

8 心理教育プログラムの開発と実践（研究8・研究9）······· 101
　　1．はじめに　101
　　2．本章の目的　101
　　3．本章のまとめ　115

9 総合考察 ……………………………………………………… 119

1．食行動の実態　*119*
2．食行動の問題と身体像不満足感　*120*
3．自己意識保有パターンと身体像不満足感，食行動異常　*124*
4．食行動の問題に関与する心理教育の実践　*127*
5．最　後　に　*128*

引用文献　*131*
あとがき　*139*
索　　引　*141*

1

序論および目的

1. はじめに

　摂食障害 (Eating Disorder：以下 ED) は，思春期・青年期の女性を中心に増加する食行動の重篤な障害であり，予防や支援に係る基礎的研究や実践的研究が積み重ねられている。ED を導く要因は，古くから数多く検討されているが，数々の要因が関連し合い生じる疾患である。こうした中で，社会文化的な影響（たとえば，痩せていることが美しいなどといった社会的な風潮）や自己身体像への不満足感が ED の発現・維持に強く関係するという見解は共通したものとなっている。また，近年では，ED の臨床的症状や行動に類似する食行動を呈する者も増加しており，ED 予防を実現するためには，ED ハイリスク者の査定や関連要因について詳細な検討が急務である。
　第 1 章では，ED の診断基準や歴史，実態，先行研究などを示した上で，本書の目的を示す。

2. 摂食障害の診断基準および歴史

2.1. 摂食障害の診断基準と特徴

　ED は，「身体の病気」であり，「こころの病気」であり，「時代の病気」であるとされる (Treasure, 1997)。また ED は，各時代特有の社会文化的影響を受け，病態が変化し続けていることが指摘されている（傳田, 2003）。
　現在，アメリカ精神医学会 (American Psychological Association; APA) による DSM-IV-TR (Diagnostic and statistical manual of mental disorders, 4th ed. Text Revision) (APA, 1994) (Table. 1) や世界保健機構 (World Health

Table.1 摂食障害の診断基準 DSM-IV-TR (APA, 1994)

307.1 神経性無食欲症の診断基準
A．年齢と身長に対する正常体重の最低限，またはそれ以上を維持することの拒否（例：期待される体重の85％以下の体重が続くような体重減少；または成長期間中に期待される体重増加がなく，期待される体重の85％以下になる）
B．体重が不足している場合でも，体重が増えること，または肥満することに対する強い恐怖
C．自分の体の重さまたは体形を感じる感じ方の障害，自己評価に対する体重や体型の過剰な影響，または現在の低体重の重大さの否認
D．初潮後の女性の場合は，無月経，すなわち月経周期が連続して少なくとも3回欠如する（エストロゲンなどのホルモン投与後にのみ月経が起きている場合，その女性は無月経とみなされる）

病型を特定せよ：
制限型　現在の神経性無食欲症のエピソード期間中，その人は規則的に無茶食い，または排出行動（つまり，自己誘発性嘔吐または下剤，利尿剤，または浣腸の誤った使用）を行ったことがない．
無茶食い／排出型　現在の神経性無食欲症のエピソード期間中，その人は規則的にむちゃ食いまたは排出行動（つまり，自己誘発性嘔吐，または下剤，利尿剤，または浣腸の誤った使用）を行ったことがある．

307.51 神経性大食症の診断基準
A．無茶食いのエピソードの繰り返し．むちゃ食いのエピソードは以下の2つによって特徴づけられる．
(1)他とはっきり区別される時間帯に（例：1日の何時でも2時間以内の間），ほとんどの人が同じような時間に同じような環境で食べる量よりも明らかに多い食物を食べること．
(2)そのエピソードの期間では，食べることを制御できないという感覚（例：食べるのをやめることができない，または，何を，またはどれほど多く，食べているかを制御できないという感じ）
B．体重の増加を防ぐためのに不適切な代償行動を繰り返す，例えば，自己誘発性嘔吐；下剤，利尿剤，浣腸，またはその他の薬剤の誤った使用；絶食；または過剰な運動
C．むちゃ食いおよび不適切な代償行動はともに，平均して，少なくとも3ヵ月間にわたって週2回起こっている．
D．自己評価は，体型および体重の影響を過剰に受けている．
E．障害は，神経性無食欲症のエピソード期間中にのみ起こるものではない．

病型を特定せよ：
排出型　現在の神経性大食症のエピソードの期間中，その人は定期的に自己誘発性嘔吐をする，または下剤，利尿剤，または浣腸の誤った使用をする．
非排出型　現在の神経性大食症のエピソードの期間中，その人は，絶食または過剰な運動などの他の不適切な代償行為を行ったことがあるが，定期的に自己誘発性嘔吐，下剤，利尿剤，または浣腸の誤った使用はしたことがない．

307.50 特定不能の摂食障害
特定不能の摂食障害のカテゴリーは，どの特定の摂食障害の基準も満たさない摂食の障害のためのものである．例をあげると，
1．女性の場合，定期的に月経があること以外は，神経性無食欲症の基準をすべて満たしている．
2．著しい体重減少にもかかわらず現在の体重が正常範囲内にあること以外は，神経性無食欲症の基準を全て満たしている．
3．むちゃ食いと不適切な代償行為の頻度が週2回未満である，またはその持続期間が3ヵ月未満であるということ以外は，神経性大食症の基準をすべて満たしている．
4．正常体重の人が，少量の食事をとった後に不適切な代償行動を定期的に用いる（例：クッキーを2枚食べた後の自己誘発性嘔吐）．
5．大量の食事を噛んで吐き出すということを繰り返すが，呑み込むことはしない．
6．むちゃ食い障害：むちゃ食いのエピソードが繰り返すが，神経性大食症に特徴的な不適切な代償行動の定期的な使用はない（研究用基準案についてはDSM-IV-TRの付録B参照）．

Table. 2 摂食障害の診断基準 ICD-10 (WHO, 1992)

F50 摂食障害
F50.0 神経性無食欲症
  A．体重減少（子どもでは通常のように体重が増加せず），標準体重あるいは年齢と身長から期待される体重より少なくとも15%下回っていること．
  B．体重減少は，「太るような食物」を自らが避けることによって招いた結果である。
  C．肥満に対する病的な恐怖をともなったり太りすぎというボディ・イメージの歪みであり，このために体重の許容限度を低く設定して自らに課す．
  D．視床下部・下垂体・性腺系を含む広範な内分泌障害が顕在化する。それは，女性では無月経によって，男性では性的な関心と性的能力の喪失によって確認される（明らかに例外的なものとして，避妊薬に代表されるホルモンの補充療法を受けていること，神経性無食欲症の女性でも持続的な性器出血をみることがある）．
  E．神経性大食症（F50.2）の基準A項，B項を満たさないこと．
    次の特徴は診断基準の補助となるが，必要条件ではない．つまり，自己誘発性嘔吐，自発的な下剤使用，適度の運動，食欲抑制剤および／または利尿剤の利用．
    発症が前思春期であれば，思春期兆候の発現が遅れたり停止に至ることもある（成長の停止．女子では，乳房が発達せず，原発性無月経がある．少年では，子どものままの性器にとどまる）．回復すると，通常思春期は普通に完了するが，初潮は遅れる．
F50.1 非定型神経性無食欲症
    神経性無食欲症の非定型的なものについて研究しようとするものは，満たされるべき診断基準の数とタイプについて，独自の定義をしておくことを勧める．
F50.2 神経性大食症
  A．短期間の間に大量の食物を消費する過食のエピソードを繰り返すこと
    （週2回以上の過食が少なくとも3ヵ月間）
  B．食べることへの頑固なこだわり，および食べることへの強い欲求または強迫感（渇望）
  C．患者は，次に示す1項目以上のことで食物の太る効果に抵抗しようと試みる．
    (1)自己誘発性の嘔吐
    (2)自発的な下剤使用
    (3)交替性にみられる絶食の時期
    (4)食欲抑制剤や甲状腺製剤または利尿剤のような薬物の使用
    糖尿病患者が大食症になると，インシュリン治療を故意に怠ることがある．
  D．肥満に対する病的な恐怖をともなう，太りすぎというボディイメージの歪み
    （結果的に痩せ気味のことが多い）
F50.3 非定型神経性大食症
    神経性大食症の中で正常な体重あるいは過剰な体重のある非定型的なものについて研究しようとする場合，満たされるべき診断基準の数とタイプについて，独自の定義をしておくことを勧める．
F50.4 その他の心理的障害に関連した過食
F50.5 その他の心理的障害に関連した嘔吐
F50.8 その他の摂食障害
F50.9 摂食障害，特定不能のもの

Table. 3 神経性食欲不振症の診断基準（厚生省特定疾患神経性食欲不振症研究班，1979）

①標準体重の-20%以上の痩せ（3ヶ月以上）
②食行動の異常（不食，多食，隠れ食い，など）
③体重や体型についてのゆがんだ認識（体重増加に対する極端な恐怖など）
④発症年齢：30歳以下（ほとんどが25歳以下，稀に30歳以上の初発がある）
⑤（女性ならば）無月経（その他の身体症状としては，うぶ毛密生，徐脈，便秘，低血圧，低体温，浮腫などを伴うことがある．ときに男性例がある）
⑥痩せの原因と考えられる器質的疾患がない．精神分裂病による奇異な拒食，うつ病による食欲不振，単なる心因反応（身内の死亡など）による一時的な摂食低下などを鑑別する．

Organization; WHO）によるICD-10（The ICD-10 Classification of Mental and Behavioral Disorders: Clinical descriptions and diagnostic guideline）（WHO, 1992）（Table. 2）などの診断基準が各種臨床場面で活用されるとともに改訂が続けられている．また，日本では，厚生省特定疾患神経性食欲不振症研究班（末松・久保木・和田，1979）による診断基準（Table. 3）が示され，EDの病態理解を促進する情報が提供されている．また，近年では，『摂食障害の診断と治療ガイドライン2005』（石川・鈴木・鈴木・中井・西園，2005）や『摂食障害緊急患者治療マニュアル第2版改訂版2010』（日本摂食障害学会，2010）が刊行されるなど，EDの病態理解や治療的介入の助けとなる情報が提供されている．

以上の内，DSM-IV-TR（APA, 1994）では，EDは神経性無食欲症（Anorexia Nervosa：以下 AN）と神経性大食症（Bulimia Nervosa：以下 BN）に分類され，ANは，極端な食事制限や絶食，過活動あるいは無茶食いと排出行動といった基本的特徴を持ち，BNは，無茶食いとその後の絶食や排出行動といった基本的特徴を持つ．また，ANでは制限型（Anorexia Nervosa-Restricting type; AN-R）と無茶食い／排出型（Anorexia Nervosa-Binge eating Purging type; AN-BP），BNでは排出型（Bulimia Nervosa-Purging type; BN-P）と非排出型（Bulimia Nervosa-Non Purging type; BN-NP）といった下位分類が設けられ，それぞれの特徴が示されている．

ED患者が呈する食行動や精神症状の特徴として，不食や節食，無茶食い，排出，食物への関心，食事時間や食事内容の偏り，肥満恐怖，体型への過剰意識，痩せ希求などが挙げられ，強迫傾向，対人関係不良，過剰適応，抑うつが

Table. 4 摂食障害の食行動と精神症状 (石川他, 2005)

	拒食症		過食症		特定不能の摂食障害
	制限型	無茶食い/排出型	排出型	非排出型	
不食・節食	83	74	44	33	52
無茶食い	11	79	94	88	58
嘔吐	7	80	90	35	31
下剤乱用	5	30	26	4	16
利尿剤乱用	1	8	2	0	2
ダラダラ食い	6	19	32	22	24
チューイング	2	6	3	2	2
盗み食い	2	10	10	4	1
食べさせる	10	6	3	3	0
食物への関心	58	74	71	70	44
食事時間の偏り	32	52	50	38	32
食事内容の偏り	58	62	53	45	41
肥満恐怖	87	94	88	89	69
体型過剰意識	70	83	71	72	52
痩せ希求	75	85	79	85	61
脅迫傾向	56	58	45	49	51
対人関係不良	51	68	75	74	60
過剰適応	50	42	39	52	50
抑うつ	41	58	75	64	64
活動性の亢進	44	39	26	22	20
母との共生	24	29	20	21	25
罪悪感	21	42	37	35	34
ひきこもり	21	34	37	40	30
ヒステリー性格	20	36	39	30	37
自殺念慮	6	25	34	21	12
アルコール依存	0	12	10	3	4
薬物依存	3	5	8	2	3
盗癖	3	12	15	4	5
性的逸脱	0	9	9	12	2

数字は調査対象者中の割合(%)

高い率で出現することも示され(石川・鈴木・鈴木・中井・西園,2005)(Table. 4),食行動の問題と併発(comorbidity)する心理・行動的側面についても精査した上で,支援することが求められる。

2.2. 摂食障害の歴史

現代の診断基準に明示される AN と類似する特徴は，『消耗病もしくは消耗のための遂行』(Phthisis Nervosa)(Morton, 1689)により，医学的にはじめて記述されたという。ここでは，二症例が扱われ，これらの症例に対し，薬物療法や環境調整によるストレスマネジメントなど（これらはその当時における方法であり，現代における治療法・支援法とは異なる）を用いた治療的援助を行っていた。その後，AN に類似する数々の症例が発表され，Gull (1874) などの報告によってはじめて，"Anorexia Nervosa" と称されるようになる。

食行動の問題を主とした症例やその治療法が検討される中，20 世紀に入ると，下垂体の機能不全を病因説とした報告も現れ，食行動の問題に対して，より多面的な理解が試みられる。本邦においては，江戸時代に"不食の症"（香川，1683～1755）として，現代における AN と類似した特徴を示す記述がなされている。そして，1976 年にはじめて医学的見地から AN が報告され（青木・末松・江崎・黒川・玉井・武末・遠山，1976），以来，現在に至るまで，医学的にも心理学的にも詳細な検討が行われている。

一方，BN の歴史は AN と比べると比較的新しい。BN は AN を命名した Gull (1874) の報告の中で触れられてはいたものの，単一疾患として取り上げられてはいなかった。そして，1970 年代に入り，過食を主症状とする症例が増加したことで，AN とは質の異なる食行動の障害が存在することが議論されるようになる。こうした中，Russell (1979) などにより，過食と自己誘発性嘔吐を行動的特徴，肥満恐怖を心理的特徴とした AN の症例が報告され，過食を主症状とする ED は "Bulimia Nervosa" と命名された。こうした過程を経て，AN と独立した特徴を有する BN の疾患概念が誕生することになる。そして，1980 年にはじめて，DSM-Ⅲ (APA, 1980) の診断基準に "摂食障害" という項目が設けられ，AN と BN が個別に ED の病型として定められた。

ED は「時代の病気」と形容されるように，ED の捉え方も社会や文化の変容により多様に変化する。今後，歴史を重ねるごとに一層詳細に ED の特徴が抽出されるのであれば，"判断の基準" も多様に変化する可能性がある。

3. 摂食障害の実態

　EDは生命に関わる重篤な障害であり，その治療や援助，予防に関して実践的研究を行う必要がある。ED患者は病院を受診し難く，その潜在数は計り知れず（APA, 1994; 中井，2000），治療・援助・予防的な関わりを持つためにも，潜在的なEDハイリスク群[1]やED罹患者を把握する大規模調査を行うことは必要不可欠である。

　EDの好発年齢は10代後半から20代前半であり，女子学生ではED患者もしくはEDハイリスク群といえる食行動上の問題を呈する者が多くみられるとされる（山中・宮坂・吉内・佐々木・野村・久保木，2000）。また，有病率は年々増加し，特定不能のED（Eating Disorder Not Otherwise Specified: EDNOS）も増加しているといった報告や（大野・玉越，1999），ED患者数が1980年からの18年間に約10倍，最近の5年間で約4倍増加しているといった報告がある（中井，2000）。1981年に発足した厚生省特定疾患「中枢性摂食異常調査研究班」の調査研究では，EDの有病率は最近の5年間にANで約3倍，BNで約5倍増加しており，ANでは10歳～19歳，BNでは20歳～29歳の年齢層が多く，いずれも90％以上が女性であることが報告されている。また，同様の報告では，女子大学生のEDでは特にBNで増加していることが示されている。

　EDや食行動異常の病型ごとの報告では，ANは若い女性の約1％にみられる疾患であり，BNは女性の2～3％にみられる疾患であることが報告されている（Garfinkel, 1991）。また，学生を対象に行われた実態調査では，少なくとも女子短大生の0.9％にBNが存在すると推定されることや（中井・濱垣・高木，1998），看護学生の3.6％，短大生の2.1％が週一回の気晴らし食いと嘔吐などの代償行為をしていることが指摘されている（Kiriike, Nagata, Tanaka, Nishiwaki, Takeuchi, & Kawakita, 1988）。

---

1) 診断基準を満たさないEDハイリスク群が呈するような，EDの臨床症状と類似する行動的・心理的特徴が認められる食行動の問題を食行動異常と定義する。また，EDおよび食行動異常の両者をあわせて食行動の問題と表記する。

これらの報告をみると，食行動の問題は思春期・青年期の女性に頻発し，思春期・青年期の女性を対象とした研究を行う必要があるといえる。また，食行動の問題の好発年齢にあたる，大学や専門学校などに在籍する女子学生に対して予防的関わりを持つことの重要性がうかがえる。

4. 食行動の問題を発現・維持する要因

これまで，食行動の問題に関する研究は数々行われ，現在も検討が続けられている。ここでは，食行動の問題の背景に潜在する要因として社会文化的要因，心理的要因，家族関係の要因，成熟拒否，生物学的要因などが挙げられ（Garfinkel, 1991; 生田，1995; Polivy & Herman, 2002），食行動の問題に係る研究や支援を行う際に重要な示唆を与えている。

以上の要因の内，特に社会文化的要因を考慮した先行研究を概観すると，現代社会では"痩身であることに高い価値を置く社会文化的風潮"が一般化し，特に女性にとって，痩身であることが自己の価値を高める手段となり，痩身を獲得するための極端なダイエット行動が発現・維持されるといったプロセスは，食行動の問題を扱う上で鍵概念となっている。また，この一連のプロセスが維持されること，すなわち，痩身を獲得するために極端なダイエット行動が維持されることで，一層深刻な食行動の問題に至る可能性もある。

ここでは，社会文化的影響を受ける身体像の問題に関する先行研究を概観し，食行動異常と ED との関係についてまとめる。

4.1. 社会文化的影響と身体像の問題

ED の疾患概念や病態が時代により変化することからも，社会文化的要因を考慮した ED 研究が数多く行われている。たとえば，「痩身であることは容姿や身体の美しさや健康度などを示し，周囲からは自己コントロールができていると評価される」という社会文化的風潮が存在し，こうした風潮が ED の発現要因になることが指摘されている (Polivy & Herman, 1987)。また，社会的規範としての美を求める若年女性は低体重を求め，低体重を維持することに価値を置くようになり，こうした「痩身が美しい」とする風潮は，米国において

1960年代頃から急激に広がり（Garner & Garfinkel, 1980），日本においても近年では，社会的な「痩せ賞賛」文化の影響を受け，ダイエット行動が習慣化・定着化している（馬場・菅原，2000）。こうした指摘は，社会文化的影響が食行動の問題と密接な関係を有することを示している。また，"痩身が高価値である"といった風潮は食行動の問題の増加と一致しており（e.g., Stice, Schupak-Neuberg, Shaw, & Stein, 1994），食行動異常発現・ED発症に対する社会文化的影響の寄与がうかがえ，食行動の問題は社会文化的影響や人間関係なども考慮すべき社会心理学的課題であると考えられている（Heather, Pamela, & Lauren, 2001；菅原・馬場，2000）。

　以上のような"痩身に高価値を置く社会文化的影響が食行動の問題を発現・維持する"といった研究結果をみると，社会文化的影響を受ける際に生じる身体像の認識（それに伴う感情など）が食行動の問題と関連する可能性が推測される。

　身体像は，「身体の外観（大きさや形状，形態など）に対して持つイメージや態度，ならびに，その特性や身体部位に関して抱く感情」と定義される（Brush, 1962; Hsu, 1982; Slade, 1988）。また，身体像の問題は，ANやBNの予測因子のひとつとして挙げられ（Buttom, 1986; Freeman, Beach, Davis, & Solyom, 1985），DSM-IV-TR（APA, 1994），ICD-10（WHO, 1992）による診断基準では，身体像の問題を"身体像の障害"として採用しており，EDを発症・維持させる要因のひとつとされている。先行研究では，身体像の障害と病理的なダイエット行動をはじめとした食行動の問題とが密接に関連することや（Levine, Smolak, Moodey, Shuman, & Hessen, 1994），社会文化的影響に伴う自己の身体に対する意識の持ち方が食行動の問題の関連要因であること（Garner & Garfinkel, 1985；野上，1998；Striegel-Moore, Silberstein, & Rodin, 1986）が指摘され，食行動の問題に関する検討を行う上で，社会文化的影響を多大に受ける身体像を取り上げることは必要不可欠である。

　身体像の障害は，ANとBNに共通する臨床的特徴であり（Gardner, Friedman, & Jackson, 1998），身体に関する認知や評価といった側面（身体像の歪みなど）や感情的側面（身体像不満足感など）から構成される（Garner & Garfinkel, 1981; Thompson, Altabe, Heinberg, & Tantleff-Dunn, 1999）。身

体像の歪みは，身体の細さやサイズを明らかに歪んで認知することを指し，自分は痩せていても太っていると認知するなどといった例が挙げられている（APA, 1994）。一方，身体像不満足感は，実際の身体に関する見積もりと理想とする身体像との間に差が生じることで持たれる感情であり，他者の身体との比較の結果，自己にとって否定的なものであると生じ，各個人の身体に関する意識の持ち方により多面的に構築されるものとされている（e.g., Cash, 1989）。こうした中，特に感情的側面である身体像不満足感が不健康な食行動を規定する要因として挙げられている（e.g., Gralen, Levine, Smolak, & Murnen, 1990; Rozin & Fallon, 1988）。

また，痩せ願望や食行動異常には，全身のふくよかさへの不満足感のみならず，身体部位のふくよかさや身体外観の他者評価に対する不満足感も関連性を持つこと（Cash, 1989; Cash & Henry, 1995; Cash & Szymanski, 1995; Koff, Benavage, & Wong, 2001; Garfinkel, 1991; Thompson, 1992），ED罹患者の臨床的特徴として，身体に関する自己評価および他者評価への意識が否定的であるという指摘（APA, 1994）があり，身体像不満足感について，時代や社会文化的背景を考慮しながら，より多面的な検討を行う必要がある。

4.2. 食行動異常から摂食障害への進展

古くから，思春期・青年期女性を中心として，ダイエット行動が標準的な行動として定着していることが指摘されている（e.g., Garner, Garfinkel, Schwartz, & Thompson, 1980; Green, Elliman, Rogers, & Welch, 1997; Polivy & Herman, 1987）。これらの状況は現代の日本においても同様といえ，女子学生の中には，不適応的なダイエット行動を契機に食行動の問題を呈する者も数多く存在する。

適切なダイエット行動であれば，人間が健康的な生活を送る上で必要な行動といえるが，極端かつ不適応的なダイエット行動を続けることは生命維持をも脅かす。痩身を求めるダイエット行動から食行動の問題が誘発されることは，数々の研究によって明らかにされている。たとえば，社会文化的な影響を受け，異常ともいえる痩身希求により，極端なダイエット行動が生じ，その結果としてEDが発症すること（Cooper & Fairburn, 1984; Mintz & Betz, 1988; Petrie,

1993），ダイエット行動の試みが ED のリスクファクターとなること（Stice & Shaw, 2004）などが指摘されている。また，Polivy & Herman（2002）は身体像不満足感とダイエット行動をはじめとした食行動異常，ED との各関係性を検討した研究（Polivy & Herman, 1985, 1987; Stice, 2001; Stice, Akutagawa, Gaggar, & Agras, 2000）をまとめ，食行動異常は ED を促進する要因であると指摘している。

以上の研究は，身体像不満足感の影響を受け生じる食行動異常が継続されることで ED へと進展するといった可能性を示唆したものといえる。したがって，ED 予防を実践する上で，その前段階に位置づけられる食行動異常を詳細に検討するとともに支援する必要がある。

5. 食行動の問題と自己意識

5.1. 自己意識

これまで述べた通り，社会文化的影響が食行動の問題の発現・維持に関係する可能性は高い。しかしながら，痩身を渇望するほんの一部の者しか ED を発症しないこと（種田，1991），摂食量の減少と痩せを引き起こすのは心理的要因（強い痩せ願望を持つに至る心理的過程）であること（早野，2002; Mintz & Betz, 1988）が指摘されている。

食行動の問題が同様の環境に属する者の全てで発現し得ないという見解は，食行動の問題が個人差（心理的要因）により決定づけられるといった示唆（Herman & Polivy, 1988; Laessle, Tuschl, Waadt, & Pirke, 1989; Polivy & Herman, 1987; Ruderman & Grace, 1988）と一致しており，食行動の問題を発現・維持する心理的要因を詳細に検討する必要がある。

食行動の問題の発現・維持過程で考慮すべき心理的要因として，米国を中心に自己意識が取り上げられている。自己意識は「普段からどのくらい自己に注意を向けやすいかの程度」であり，身体像に対する意識の持ち方と同様，社会文化的影響により形成・維持される（Grilo, Wilfley, Brownell, & Rodin, 1994）。

自己意識に関わる基礎的研究や理論は多数存在する。たとえば，Fenigstein, Scheier, & Buss（1975）は自己意識を公的自己意識（容姿や行動など，公的で

外面的な自己側面に注意を向ける傾向）と私的自己意識（感情や態度など，私的で内面的な側面に注意を向ける傾向）との2つに分類し，それぞれが独立した概念であることを示している。Fenigsteinらの自己意識の概念化は，追従・関連する研究に重要な示唆をもたらしている。そして，公的自己意識の下位意識として，容姿・容貌・動作などの「外見への意識」と他者に認知され評価される結果生じる「評価意識」，私的自己意識の下位意識として，自己の内的な心的過程への意識である「内的状態への意識」，自己概念や自己イメージによって自己を回想・内省する「自己内省」が挙げられている（Mittal & Balasubramanian, 1987）。

辻（2005）は，私的自己意識の内，「内的感情の意識」は自動処理されセルフ・コントロールすることが難しく，「自己内省」は意識的なコントロールが可能であり，また，公的自己意識の内，「外見の意識」は自動処理されセルフ・コントロールすることが難しく，「評価意識」はセルフ・コントロールが可能であることを示唆している。

自己意識をどのように捉え，概念化するかについては，かつてから議論されている問題であり，自己意識を公的・私的に二分することについて異論を唱える研究者も存在する（e.g., Wicklund & Gollwitzer, 1987）。しかし，自己意識を公私に区別することは常識とも一致し，納得しやすいものであること（辻，1998），本邦における自己意識研究をみると，そのほとんどで自己意識を公私に分類し検討（また，自己意識の内容を検討した研究では，その多くで自己意識が二分されることを示している）していることから，本書においては，自己意識を公的自己意識・私的自己意識の二者から構成される概念として扱う。

5.2. 自己意識の高揚と心理的変化

前述の通り，自己意識は特性的なものである。しかし，私的自己意識が高い者の場合，自己の感情などといった内的側面に注視する特徴があり，公的自己意識が高い者の場合，他者から観察・評価され得る自己の側面に焦点化する特徴がある（Buss, 1980）。こうしたことから，特性的な自己意識が高い場合，私的自己意識・公的自己意識に付随する状態の意識が高揚すると考えられる。したがって，本書では，特性的な各自己意識が高い場合，それに付随する状態

的意識が高揚するといった前提に立ち検討を行う。また，状態的意識の高揚について，"私的自己意識の高揚"また"公的自己意識の高揚"と表現する。前者は，私的自己意識（特性）が高い場合に，自己の感情に注視する頻度が高まること，後者は，公的自己意識（特性）が高い場合に，他者から観察・評価され得る自己側面へ焦点化する頻度が高まることを意味している。

加えて，自己意識が関連する意識状態には単一焦点仮説（ある状態では，私的自己意識もしくは公的自己意識に関連する意識状態の内，ひとつが単独で優位になり，両者が優位になることはない）が置かれている。したがって，本書では，私的自己意識・公的自己意識（特性的な自己意識）は単独もしくは両者で高く保有されることはあるが，それらの意識に関連する意識状態は単一焦点仮説に基づき，単独で高揚するものとする。

私的自己意識・公的自己意識の高揚と心理的変化について Buss (1980) や辻 (1998) の知見をまとめると，"私的自己意識が高揚する結果，自己の感情に注視することで感情が強化される"，"公的自己意識が高揚する結果，自己イメージが明確化し，自己イメージと知覚された自己との不一致（理想的自己と現実的自己との不一致，理想となる自己イメージに現実では及んでいない状態といえる）が否定的感情を喚起する"といったことになる。そして，Buss (1980) は，特に公的自己意識の場合，公的自己意識を高揚させるための材料（たとえば，自己の公的側面を観察・評価するだろう他者の存在）が必要不可欠であると指摘している。

こうした中，Carver & Scheier (1981) や Scheier & Carver (1988) では，自己意識の高揚がもたらす心理的過程について，サイバネティックス・モデルの観点から整理されている。ここでは，自己意識が自己の理想的基準と現実とを比較する機能を有すると仮定され，たとえば，自己の理想的基準と現実（他者からの現実的な評価）との間に不一致が認められれば，不一致をなくすための行動を呈すると考えられている。また，Pyszczynski & Greenberg (1987) は，公的自己意識が高揚する結果，自己の理想的基準と現実との不一致が認められた場合，不一致を低減するための行動を呈するが，その過程では，不一致を低減させることに役立つ自己の情報を収集するため，私的自己意識が高揚することを指摘している。

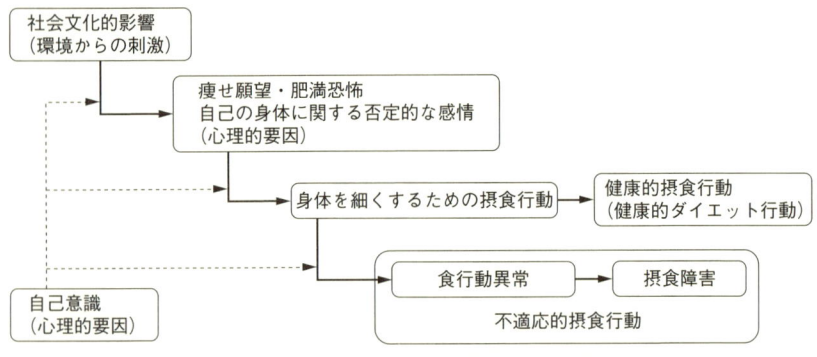

Figure. 1　先行研究のまとめと食行動異常の発現および ED 発症までの流れ

　以上から，他者から観察・評価される場面で公的自己意識が高揚し，理想的な自己イメージに及んでいない状態で否定的感情が喚起され，私的自己意識が高揚することで，その否定的感情が強化されるといった一連の流れを想定することができる。

5.3.　自己意識と身体像・食行動

　自己意識と身体像との関連性を検討した研究では，たとえば，自己の身体についてネガティブな情報を受けた場合，特に若年層において自己意識が高く保有されること（Gould, 1987），女子大学生に痩せたモデルの写真を提示すると，自己意識が高まること（Wegner, Hartmann, & Geist, 2000），身体像不満足感を持つ者は，公的自己意識の得点が高く，肉体的な外形を特に強く知覚していることなどが報告されている（Akan & Grilo, 1995; Grilo et al., 1994; Striegel-Moore, Silberstein, & Rodin, 1993）。一方，食行動の問題と自己意識との関連性を検討した研究では，ダイエットを行う者の身体像不満足感と自己意識には強い関連性があること（Heatherton & Baumeister, 1991），ダイエット群は非ダイエット群に比べ公的自己意識の得点が高いこと（Blanchard & Frost, 1983; Heatherton, Polivy, Herman, & Baumeister, 1993），BN 群はそれ以外の群と比較すると公的自己意識の得点が有意に高いこと（Heatherton & Baumeister, 1991）などが指摘されている。

　以上の各先行研究をまとめたものを Figure. 1 に示す。

6. 食行動の問題と予防

　思春期・青年期にあたる女子学生に対する実態調査の結果からも明らかであるように，大学や専門学校などの学校精神保健の場において食行動の問題をターゲットとした予防的関わりを早急に持つ必要がある。

　予防について Caplan（1964）は，第一次予防・第二次予防・第三次予防の三段階に分類している。第一次予防は「地域社会のあらゆる精神障害の発生を減らすこと」，第二次予防は「発生した障害の罹患期間を短縮させること」，第三次予防は「精神障害から派生する欠陥を軽減すること」とそれぞれ定義付けられ，各段階の予防に関する検討が続けられている。一方，学校精神保健の場では，学生特有の疾病周辺にある諸問題を予防し，援助を行うことが目的となり，各種問題行動や心理的不適応を支援することとあわせて，第一次予防を行うことが主要な活動となる。

　『摂食障害の診断と治療ガイドライン 2005』（「摂食障害の治療ガイドライン作成とその実証的研究」班）（石川他，2005）によると，ED 予防のためには，ED ハイリスク群や ED の早期発見が必要であり，① ED という病気を知ること，②食行動異常や身体的問題のみでなく心理的問題についても良く理解すること，③早期発見のためのスクリーニングが必要であること，④①〜③を通して関連諸機関が連携することの必要性などが挙げられている。こうしたことからも，学校精神保健の場において食行動の問題を予防する場合，適確な尺度を用いて測定・査定を行うことで早期発見を目指し，知識教育を包含した体系的な心理教育を実施する必要があるといえる。

　学校精神保健の場において食行動の問題を予防する視点から，測定・査定を行う際には学生を対象に適用可能な測定・査定尺度を使用する必要があり，測定する心理的要因や行動について詳細に検討する必要もあるだろう。また，心理教育に関しても体系的かつ実施可能性の高い方法について検討する必要があるだろう。

7. 測定と査定

　身体像の問題は食行動の問題と密接な関連性を有するということは，共通の理解となっている。したがって，食行動の問題を検討する上で，各自が有する身体像を正確に評価する必要性がある。また，食行動の問題を早期に発見することは大きな課題となり，早期発見のためには，食行動異常傾向を測定することやEDハイリスク群の査定を適確に行う必要がある。

　前述の通り，身体像不満足感は食行動の問題の関連要因として挙げられている。したがって，食行動の問題と密接に関わる身体像不満足感をより詳細に検討する必要があるといえる。また，これまで，食行動の問題を測定・査定するために簡便で信頼性・妥当性に富んだ尺度が開発されている。以下では，これまで開発された身体像や身体像不満足感や食行動の問題を評価する代表的尺度をまとめる。

7.1. 身体像の評価尺度

　身体像に対する意識や認知，その結果として生じる感情を評価することは，食行動の問題を予防する際や援助・治療する際に欠かすことができない。これまで，身体像を評価する尺度は多数開発され，信頼性・妥当性の検討が行われている。たとえば，文章の質問項目を用いず身体に関する9つのシルエットを提示し，自分の身体を評価させる尺度（Fallon & Rozin, 1985）は，個人が有する身体像の認知を測定することが可能な尺度として利用価値が高い。また，文章による質問項目を用いる尺度として，ED治療の臨床的経験より全身のふくよかさや下半身のふくよかさの認知傾向を客観的に測定しようと試みる尺度が開発され（e.g., Cooper, Taylor, Cooper, & Fairburn, 1987），児童期から青年期を対象として尺度の信頼性・妥当性の検討が行われ，臨床場面でも利用されている。

7.2. 食行動異常および摂食障害の評価尺度

　EDについて予防・援助的関わりを持つ際，その臨床症状や不適応的な食行

動を客観的に評価する必要がある。これまで，種々の自己記入式の評価尺度が開発され，現在，臨床場面において使用される有用なスクリーニングテストも存在する。たとえば，ED 傾向を測定する尺度として，代表的なものに，Eating Attitude Test（以下：EAT）(Garner & Garfinkel, 1979) と Eating Disorder Inventory（以下：EDI）(Garner, Olmstead, & Polivy, 1983) がある。これらの尺度は，臨床場面において病態や経過，転機を把握する補助として，学校精神保健の場では早期発見のためのスクリーニングテストとして活用されている。

　EAT は AN の臨床症状を簡便に評価し弁別するために開発された 40 項目からなる尺度であり (Garner & Garfinkel, 1979)，26 項目に縮小しても，その信頼性と妥当性が変わらないことから，短縮版である EAT-26 (Garner, Olmstead, Bohr, & Garfinkel, 1982) が頻繁に用いられている。本邦において，EAT-26 の信頼性・妥当性の検討も行われているが（新里・玉井・藤井・吹野・中川・町元・徳永，1986; 中井，2003; Mukai, Crago, & Shisslak, 1994），多種多様な ED の病型をスクリーニングする際には注意を要するともされている（中井，2003）。

　一方，EDI は，AN や BN などの ED 患者特有の摂食行動と心理的特徴を，包括的かつ多次元的に評価することを目的として開発された，痩せ願望・過食・体型不満・無力感・完全主義・対人不信・内部洞察・成熟恐怖の 8 下位尺度からなる 64 項目の尺度である。現在では，8 下位因子に禁欲主義・対人交流不安・衝動統制の困難さの 3 因子が加えられ，全 91 項目である EDI-2 (Garner, 1991) も開発されている。EDI は EAT と異なり，AN の臨床的特徴だけではなく，過食を伴う AN や正常体重の BN の過食，およびそれに関連する症状を評価することが可能となるよう，過食がひとつの独立した下位尺度として設定されており，行動，心理的側面から多面的なアセスメントが可能であるとされる（新里他，1986；永田・切池・松永・池谷・吉田・山上，1994; Ujiie & Kono, 1994）。

8. 学校精神保健の場における予防

　学校精神保健の場における予防を考える際，有効な測定や査定に加えて，適確な心理教育を実践する必要がある。心理教育とは，疾病の知識を最大限，対象者に伝える教育的な部分と，問題を持つ者の家族に対する心理的支援と対処技能の増大を目的とした家族療法的な部分との2つが組み合わされている方法と定義されている（氏原・亀口・成田・東山・山中，2004）。当初，統合失調症の家族を対象にしたアプローチとして位置付けられるものであったが，現在では，統合失調症に対するアプローチとしてはもちろんのこと，うつ病に対する予防的支援・臨床現場における介入法として有効性が認められている（坂本・西河，2002）。

　しかし，本邦において，食行動の問題に関する心理教育は，主にED患者を対象にしたものや，ED患者の家族を対象とした家族療法的なアプローチは多数検討されているものの，予防を目的に学校精神保健の場で学生を対象として実践される心理教育は少ない。

　こうした中，食行動の問題をターゲットとし，学生対象に実施された心理教育の実践的研究（Steiner-Adair, Sjostrom, Franko, Pai, Becker, & Herzog, 2002）では，女子大学生を対象に8週間毎週45分から90分でEDの発現・維持に関連する要因を教示し，その効果を検討している。学生に教示される内容は，自尊感情，自己身体の認知，ポジティブな関係性の構築などに関する情報であり，プログラム終了後EDの知識や体型に関する自己認知が適正化することが認められ，侵襲性が低いプログラムであることが報告されている。

 ### 9. 食行動異常および摂食障害関連研究の問題点と課題

　ここでは，これまでに開発された身体像不満足感および食行動の問題を測定・査定することを目標とした尺度の問題点，食行動の問題に関連する研究の問題点（既存尺度を用いた各種研究の問題）と各課題をそれぞれ述べ，食行動の問題の予防を目指した心理教育を新に開発する必要性について述べる。こう

した問題点を明確化して更なる検討を行うことは，食行動の問題を予防する有益な情報を提供するだろう。

9.1. 新しい身体像不満足感測定尺度を開発する必要性

食行動の問題を発現・維持させる要因は多くのものが混在し，中でも社会文化的影響が密接に関係する身体像不満足感は，食行動の問題に関わる有力な要因であることが指摘されている (e.g., Polivy & Herman, 1987; Stice et al., 1994)。こうした指摘をみると，痩身を賞賛する社会文化的影響が身体像不満足感を強め，極端なダイエット行動を導き，その結果として食行動の問題を呈するといったプロセスが想定できる。したがって，食行動の問題を誘発すると考えられる身体像不満足感を適確に検討する必要がある。そして，身体像不満足感に影響する社会文化的影響は各時代背景により異なるため，現代社会における社会的風潮を加味した漸次的な検討が必要である。

こうした中，身体像不満足感を客観的に測定する試みが数多く行われ，信頼性・妥当性を兼ね備えた尺度が開発されている。これらの尺度は，EDの臨床的特徴を前提とし身体に関して「全身のふくよかさ」を測定するものや「下半身のふくよかさ」に特化したものが多い。EDの臨床的特徴（ED罹患者の身体像不満足感）は時代的変化によらず共通する側面（全身・下半身のふくよかさに対する不満など）がある。しかしながら，食行動の問題には，全身のふくよかさのみならず，顔や腕，脚などといった身体部位のふくよかさや身体外観の評価に対する不満足感（身体に関する他者評価への不満）も関連する (e.g., Cash, 1989; Koff et al., 2001; Garfinkel, 1991; Thompson, 1992)。また，ED罹患者の臨床的特徴として，身体に関する自己評価のみならず，他者評価に対する認識も否定的であることから (APA, 1994)，食行動の問題を考える上で，身体像不満足感について，全身や下半身のふくよかさに加え，各身体部位に対する不満足感の自己評価や他者評価への意識や感情を詳細に測定する尺度の開発が望まれる。

9.2. 新たに食行動の問題を測定・査定する尺度を開発する必要性

これまでEDを測定・査定することを目的として，EAT (Garner &

Garfinkel, 1979) や EAT の短縮版である EAT-26 (Garner et al., 1982), EDI (Garner et al., 1983) などの尺度が多数開発されている。しかしながら,これら尺度には問題も少なくない。前述の通り,食行動に関する問題は社会文化的な影響を多大に受けるものである。そして,その社会や文化は年々変化する。しかし,EAT は 1979 年,EAT-26 は 1982 年,EDI は 1983 年に開発され,本邦において 2000 年代に信頼性・妥当性の検討が行われているが,広く一般を対象に,食行動の問題予防を目的として適用する場合,現代の社会文化を反映した質問項目から構成される尺度であるとは言い難い。また,EAT は測定も査定も簡便ではあるが,AN 群を母集団として開発されており,近年増加する BN を対象に実施する場合には注意が必要である。そして,EDI は BN を測定する下位尺度が含まれるものの,64 項目と簡便とはいえない。加えて,両者とも ED 治療の臨床的経験から作成された項目であるため,学生の食行動の問題を測定する項目として用いる際,慎重になる必要がある。

　食行動の問題を予防する観点から,学校精神保健の場などで尺度を有効利用することを念頭に置けば,ED の臨床症状や特徴や時代的背景を適確に捉えた簡便な質問項目を作成して,信頼性・妥当性を検討する必要がある。

9.3. 新たに食行動の問題に関する研究を実施する必要性

　食行動の問題について検討した先行研究は数多い。しかし,上述のように,研究に用いる尺度に問題がある(時代や社会の変化,研究対象とする環境により新たに尺度を開発することが求められる)場合,研究全体として少なからず問題点を有することとなる。したがって,食行動の問題の実態を明確化するためにも,より多面的な視点から測定可能な尺度や適確な方法論を用いて新たに検討を行う必要がある。

　また,痩せ願望を持つ者やダイエットを行う者全てが食行動の問題を呈する訳ではないといった指摘(種田,1991)をみても,食行動の問題に進展する背景に潜在する心理的要因を取り上げ検討し,その結果を用いて,食行動の問題を発現・維持する心理的メカニズムを策定する必要がある。

　これまで,米国を中心に食行動の問題に関わる心理的要因として自己意識を取り上げた各種研究が進められ,重要な知見が示されてきた。本邦では,自己

意識を取り上げた研究として，抑うつとの関連性を検討したもの（e.g., 坂本，1997）などは存在するものの，食行動に関する研究は少ない。

加えて，自己意識は公的自己意識と私的自己意識の2つの概念で説明されることが多く，先行研究でも公的自己意識・私的自己意識を概念として用いるものも多数存在する。しかし，たとえば，BN群はそれ以外の群と比較すると公的自己意識の得点が有意に高い（Heatherton & Baumeister, 1991）など，公的自己意識と身体像や食行動との関連性のみが指摘され，多くの場合，私的自己意識について言及されていない。食行動の問題を発現・維持する心理的要因として，公的自己意識と私的自己意識に大別される自己意識を扱うのであれば，公的自己意識と私的自己意識の両者を扱った研究を実施する必要がある。また，自己意識が現代の社会文化的影響を受ける心理的要因であることから，日本という文化下において，改めて自己意識を扱った身体像不満足感研究や食行動の問題に係る研究を実施する必要がある。

9.4. 食行動の問題の予防を目的とした心理教育

これまで，食行動の問題について，予防的観点から学生を対象に実施された心理教育は数少なく，今後，食行動の問題を予防することを目的とした基礎的・実践的研究を実施することが望まれる。

予防を目指す際，体系立った心理教育法を開発し，社会的資源として提供（ソーシャルサポートにおけるサポート源として提供）する必要がある。こうした社会的な支援はヘルスプロモーションと呼ばれ，健康保持増進に係る活動を支援する重要な役割を果たしている。ヘルスプロモーションは1986年に発表されたオタワ憲章において「人々が自らの健康をコントロールし，改善することができるようにするプロセス」と定義されている（Epp, 1986）。

特に学校教育場面におけるヘルスプロモーション，予防教育は米国を中心に実施され，たとえば，心臓循環器系の疾患予防，肥満や糖尿病の予防，精神的疾患の予防などが盛んに行われている（日本健康心理学会, 2008）。こうした実践の背景には，各種理論が置かれている。たとえば，1960年代には，健康信念モデル（Becker, 1974）が健康行動を持続するか否かに影響することが提唱され，その後，合理的行為の理論（Fishbein & Ajzen, 1975）や行動計画理

論（Ajzen, 1991）などが提唱されている。そして、さまざまな理論を統合した理論として理論横断モデル（transtheoretical model）（Prochaska & DiClement, 1983）が提唱され，本邦においても健康教育や予防教育の実践を行う際，欠かすことのできない理論となっている。

理論横断モデルでは，5つの行動変容ステージが置かれ，各ステージを考慮した支援を行う必要性が指摘されている。そして，ステージの初期段階では，"予防の必要性"について啓発し，意識づけや動機付けを行うことが必要であるとされる。これらは，食行動の問題の予防を目指す場合でも例外ではなく，一般学生を対象にED・食行動異常予防のための実践的心理教育を実施する場合，明確かつ頑健な理論を構築し，その理論を背景に体系的なプログラムを開発するとともに，プログラムの初期段階では，対象者の意識付けや動機付けに奏功する情報提示（知識教育的な関与）が必要不可欠である。

しかしながら，前述の通り，本邦において，食行動の問題を予防することを目的とした体系的心理教育やその実証的研究は数少なく，理論を背景に置いた方法論を開発することは急務である。

10. 各研究の位置付けおよび目的と調査概要，対象者

10.1. 各研究の位置付け

食行動の問題の好発年齢は，思春期・青年期であり，特に女性の有病率が著しく高い。食行動の問題に関する予防的研究を行う場合，ED臨床群を対象とした検討を行うことは必要不可欠ではあるが，EDの潜在患者数が計り知れないということや，EDが極端なダイエット行動や食行動異常から進展する可能性のある疾患であるということを考慮すると，ED好発年齢にあたる大学生および専門学校生などを対象に検討を行うことは，食行動の問題を予防するためにも非常に重要な役割を持つだろう。

したがって，本研究は食行動の問題の予防的研究と位置付け，特に大学や専門学校などといった学校精神保健の場における女子学生を対象とした研究を行う。また，研究の中で，必要な場合において，ED臨床群を対象とした検討を行う。

10.2. 各研究の目的

　各研究の目的は，これまでに挙げた問題点を踏まえた5つに分けられる。女子大学生および女子専門学校生を対象とした調査を行い，①体型（Body Mass Index: BMI）や食行動，身体像不満足感などの実態調査を行うこと，②新たに身体像不満足感を測定する尺度および食行動異常の傾向を測定する尺度の開発を行うこと，③開発尺度および既存尺度を用い，新たに身体像不満足感と食行動異常との関連性・影響性について詳細に検討すること，④本邦における検討の少ない自己意識の観点から身体像不満足感や食行動の問題に関する検討を行うこと，⑤③および④に基づく心理教育を開発し効果検討を行うことのそれぞれを目的とする。

　①により現状を知ることは，社会文化的影響を多大に受ける身体像不満足感や食行動の問題を検討する上で重要であり，②で尺度を開発することで，食行動の問題をより詳細に検討することが可能となり，③④により食行動の問題に対する予防的支援を行う上で重要な情報を与えるものとなり，⑤を通して学校精神保健における食行動の問題に対する予防の実践につながる知見を提供するものとなる。

10.3. 使用する指標と尺度

　各研究で使用する指標と尺度の内容と評価方法をまとめる。

10.3.1. 基礎事項

　年齢・身長・体重・ED罹患歴の有無について回答を求める。また，身長・体重から，BMI（体重$_{(kg)}$÷身長$_{(m)}^2$）を算出し，日本肥満学会が定めた基準である「痩せ」（BMI≤18.5），「普通」（18.5＜BMI≤25.0），「肥満」（BMI＞25.0）にしたがい対象者の体型を分類する。

10.3.2. シルエット画項目

　シルエット画項目は，視覚的に把握されるボディ・イメージを測定する尺度であり，項目として，高度の痩せから高度の肥満に至るまでを段階的に示す女性の体型のシルエット画が描かれている尺度である（e.g., Fallon & Rozin,

1985）。

　評価方法としては，まず，現実の自己身体像に最も近い画を選択することによって，主観的な認知である実際の体型と一番近いボディ・イメージを測定し，次に同様の画の中から，自分が理想とする身体像画を選択することで理想とするボディ・イメージを測定する。選択される9つの画には，1点〜9点の評価点が与えられ，現実的身体像を測定するシルエット画得点と理想的身体像を測定するシルエット画得点の差が正となる場合，自分の身体に関する不満足感を持つと判断する。本調査においては，シルエット画を用いた評価票の原版が，米国人を対象として作成されたため，日本人対象の評価票として適当ではないために，輪郭の内側を塗り潰したものを使用し，ふくよかさに対する意識を測定した。

10.3.3. EAT-26（Eating Attitude Test-26：食行動調査票）

　EAT-26（Garner et al., 1982）は，ANの臨床症状を簡便に評価するために開発された26項目からなる尺度であり，本邦においても信頼性・妥当性の検討が行われている（e.g., 新里他，1986; Mukai et al., 1994；中井，2003）。

　評価方法として，1.「まったくない」から6.「いつも」の6件法で回答を求めた結果得られた評価点について，学生群を対象にした検討を行う場合には素点，EDを判別する目的でEAT-26を使用する場合，素点を置換して使用する尺度である。置換方法は，1点・2点・3点は0点，4点を1点，5点を2点，6点を3点とし，全項目の置換合計得点が高いほど，ED傾向が強いと判断する。また，置換合計得点が20点以上の場合，EDやEDに準じる食行動異常の傾向が強いと判断することが好ましいとされる（中井，2003）。臨床現場で多く用いられるEDアセスメントツールのひとつである。

　本研究では向井（2005）による邦訳版を用い調査を実施した。また，各研究の目的に応じ，素点もしくは置換得点のどちらかで検討を行った。

10.3.4. EDI（Eating Disorder Inventory：摂食障害調査質問紙）

　EDI（Garner et al., 1983）は，ANやBNなどのED患者特有の摂食行動と心理的特徴を，包括的かつ多次元的に評価することを目的として開発された，

8下位尺度からなる64項目の尺度であり，本邦においても信頼性・妥当性の検討が行われている（e.g., 永田他，1994；志村，2003）。

評価方法として，1.「いつもそう」から6.「まったくない」の6件法で回答を求めた結果得られた評価点について，最も強く症状を表すものを3点，以下2点，1点とし，残りの3段階に0点が与えられ，各下位尺度合計得点が高い程，各下位因子で表される行動や心理的特徴が強いと判断する。

本研究では志村（2003）による邦訳版を用い調査を実施した。また，全ての研究で，下位尺度の内，「痩せ願望」尺度および「過食」尺度を用いて調査を行った。なお，両尺度の素点を用いて検討を行った。

10.3.5. 自意識尺度 (Self-consciousness Scale)

自意識尺度（Fenigstein et al., 1975；菅原，1984）は，自己に向けられる意識として挙げられている，私的自意識（private self-consciousness）と公的自意識（public self-consciousness）の程度を測定することを目的としている。公的自意識を測定する項目11項目，私的自意識を測定する項目10項目の2因子からなる尺度である。

評価方法としては，1.「全くあてはまらない」から7.「非常にあてはまる」の7件法で回答を求めた結果得られる評価点について，逆転項目を考慮し，因子ごとに合計得点を算出し，得点により各意識の強さを評価する。

各研究の目的に応じて，素点もしくは標準得点を算出し検討を行った。なお，本研究では，自意識を自己意識，公的自意識を公的自己意識，私的自意識を私的自己意識と表記する。

10.3.6. 開発尺度

研究2では身体像不満足感測定尺度，研究3および研究4では食行動異常傾向測定尺度を開発した。ここでは開発尺度の概略を述べる。

身体像不満足感測定尺度（Body Image Dissatisfaction Scale：BIDS）

BIDSは，一般女子大学生の全身や各身体パーツのふくよかさに対する不満足感や痩せ願望を自己評価および他者評価への意識といった観点から測定する

ものであり，全身のふくよかさ不満足感尺度（11項目），身体に関する他者評価不満足感尺度（8項目），顔に関する不満足感尺度（5項目）の下位尺度から構成される24項目4件法（"1 あてはまらない"から"4 あてはまる"）の尺度である。

　全身のふくよかさ不満足感尺度は"今よりもっと痩せたい"，"今よりもっと腰まわりを細くしたい"などといった項目から構成される。本尺度は，全身や身体パーツを細くしたいなど，身体像不満足感に伴う痩せ願望について尋ねるものである。身体に関する他者評価不満足感尺度は"他の人は私の足が太いと思っている"，"他の人は私の腰まわりが太いと思っている"などといった項目から構成される。本尺度は，自己の身体に関する，他者評価に対する否定的感情について尋ねるものである。顔に関する不満足感尺度は"今よりもっと顔を小さくしたい"，"自分の顔立ちに満足している"などといった項目から構成される。本尺度は，他者から最も観察されやすい顔に対する否定的感情を尋ねるものである。

食行動異常傾向測定尺度（Abnormal Eating Behavior Scale：AEBS）

　AEBSは，一般女子大学生を対象として，食行動異常の程度を測定するものであり，食物摂取コントロール不能尺度（8項目），不適応的食物排出行動尺度（5項目），食物摂取コントロール尺度（6項目）の下位尺度から構成される19項目6件法（"1 全くない"から"6 いつも"）の尺度である。

　食物摂取コントロール不能尺度は，"必要以上に食べてしまう"や"必要以上に食べてしまうことを自分自身でコントロールすることが難しい"など，食事をセルフ・コントロールすることができない程度を測定する尺度であり，binge eatingに類似する行動の程度を測定するものである。また，不適応的食物排出行動尺度は，"少量でも何か食べた後にはそれを吐き出したり，薬品などを使用して排出しなくてはならないと思う"や"必要以上に食べた後，吐く"など，嘔吐や下剤乱用による食物排出行動の程度を測定する尺度であり，purgingに類似する概念を測定するものである。食物摂取コントロール尺度は，"「太りそう」と思うものは食事から除いている"や"実際に高カロリーであるものは食事から除いている"など，食事を必要以上にセルフ・コントロールし

ているか否かについて測定する尺度であり，極端な食事制限の程度を測定する尺度である。

10.4. 対象者と調査内容

本書における各調査（調査Ⅰ〜Ⅳ），介入（介入Ⅰ・Ⅱ）の対象者と各調査・実験で用いた調査・測定尺度をまとめる。

以下で示す調査尺度の内，各章の研究では，その目的にあわせ検討に用いたもののみを記載している。加えて，解析を行う際，各研究の目的にしたがい，解析に使用する尺度項目に記入漏れがなかった対象者を対象に解析を実施している。解析対象者は該当する研究で記載する。

本書における学生は特記しない場合，女子学生を指す。

10.4.1. 調査Ⅰ （研究1・研究2）

2003年9月から同年11月にかけ，全国の7大学（全て四年制大学）に依頼した。依頼した各大学の講義時間内に調査用紙を配布し回収する方法と，郵送により送付し返送を求める方法により行った。合計1200部の調査用紙を配付した結果，女子大学生823名の調査用紙が回収された（回収率68.58%）。ここでは，基礎事項（年齢・身長・体重），シルエット画項目，EAT-26，EDI過食尺度，EDI痩せ願望尺度，自己意識尺度，身体像不満足感を測定する項目へ回答を求めた。

10.4.3. 調査Ⅱ （研究3）

2005年8月に看護系専門学校A，2006年5月に看護系専門学校B，2006年6月に看護専門学校Cの3校に依頼し，依頼した各学校の講義時間内に調査用紙を配布し回収する方法により行った。3校全てで対象者は女子学生であった。

A校では，合計220部の調査用紙を配布した結果，209名の調査用紙が回収された（回収率95.00%）。B校では，合計63部の調査用紙を配布した結果，55名の調査用紙が回収された（回収率87.30%）。C校では，80部の調査用紙を配布した結果，69名の調査用紙が回収された（回収率86.25%）。ここでは，基礎事項（年齢・身長・体重），EAT-26，EDI過食尺度，EDI痩せ願望尺度，

自己意識尺度，BIDS，食行動異常傾向を測定する項目へ回答を求めた。

10.4.4. 調査Ⅲ （研究4）

2006年7月に1大学（四年制大学）に依頼し，150部の調査用紙を配布した結果，学生96名の調査用紙が回収された（回収率86.25%）。また，2006年8月看護専門学校1校に依頼し，80部の調査用紙を配布した結果，学生66名の調査用紙が回収された（回収率82.50%）。また，2006年6月から8月にかけて，EDを専門とする心療内科および精神科に依頼し，80部の調査用紙を配布した結果，ED患者31名の調査用紙が回収された（回収率38.75%）。ここでは，学生を対象に，基礎事項（年齢・身長・体重），自己意識尺度，BIDS，AEBS項目について回答を求めた。ED罹患者を対象に上記と同様の項目へ回答を求め，担当医師に対して対象者の属性（身長・体重・EDの病型・関わり方）を尋ねる用紙へ記入を求めた。

10.4.5. 調査Ⅳ （研究5～研究8）

全国の4大学（四年制大学）に所属する男女大学生および2専門学校に所属する男女専門学校生を対象に2008年10月—2009年12月の間に実施した。また，心療内科および精神科の2病院を受診し，EDの診断を受けた者（以下，ED患者）を対象に2008年10月—2009年12月の間で実施した。

男女学生を対象とした調査では，依頼した各学校に調査用紙を郵送し，講義時間中に担当教員により調査用紙の配布・説明が行われた。調査の趣旨に同意した者に回答を求め，回答済みの調査用紙はその場で回収され，全1800冊子を配布したところ，女子学生678名，男子学生770名分，合計1448名分（回収率80.44%）が回収された。

また，ED患者に対する調査では，担当する医師により調査用紙の配布・説明が行われ，調査の趣旨に同意した者に受診までの待ち時間で回答を求めた。回答終了後にその場で回収され，全38名分の調査用紙が回収された（回収率100.00%）。

ここでは，男女学生を対象に，基礎事項（年齢・身長・体重・ED罹患歴），BIDS，AEBS，自己意識尺度，EAT-26，EDI過食尺度，EDI痩せ願望尺度

について回答を求めた。また，臨床群を対象に上記と同様の項目へ回答を求め，担当医師に対して対象者の属性（身長・体重・EDの病型・治療法）を尋ねる用紙へ記入を求めた。この内，研究8は，男女学生を対象とした研究であり，その他は女子学生および女性ED罹患者のみを対象とした研究である。

10.4.6. 介入Ⅰ （研究9）

2008年11月，医療福祉系専門学校に所属する男女学生39名（男性15名，女性23名）を対象に，年齢および自己意識尺度の下位尺度である公的自己意識尺度へ回答を求めた（参加率・測定用紙回収率ともに100.00％）。

10.4.7. 介入Ⅱ （研究10）

2011年4月，看護系専門学校に所属する女子学生34名（グループA），女子学生34名（グループB）それぞれを対象に，基礎事項（年齢・身長・体重・ED罹患歴），BIDS，自己意識尺度へ回答を求めた（参加率・測定用紙回収率ともに100.00％）。

10.5. 調査・介入時の倫理的配慮

学生群を対象とした全ての調査で，調査実施時に調査の趣旨を説明するとともに回答は強制ではなく途中で中断することも可能であること，個人特定することはなく回答することで不利益が生じることがないこと，回答しないことで不利益が生じないことなどが説明され，同意した場合のみ調査が実施された。なお，口頭で説明された内容と同様のものを調査用紙の表紙に明記した。加えて，研究5～研究9の調査では，基礎事項記入欄を隠す目隠しシートを配布し，身長・体重や罹患歴などを他者から目視されないよう配慮した。

臨床群を対象とした全ての調査では，担当医師から調査の趣旨や方法が伝えられた。また，臨床群に回答を求める調査用紙とは別の用紙に，身長，体重，罹患歴，病型などの事項が記入（担当医師が記入）されることについて承諾を得て，全てに同意する場合のみ同意書に署名を求めた上で，調査用紙に回答を求めた。

介入実施時には，調査実施時と同様に，参加は強制ではなく途中で中断する

ことも可能であること，得たデータから個人特定することはなく，参加しないことで不利益が生じることがないことなどが説明され，同意が得られた場合，同意書に署名を求めた．なお，介入の過程で途中棄権者は存在したものの，不参加を希望する者は存在しなかった．

2

学生における食行動異常の特徴と実態調査 (研究 1)[1]

1. はじめに

　第1章では，EDの診断基準や歴史，EDの連続性や関連要因を概観し，先行研究や既存尺度の問題点を述べた。こうした中で，痩身を賞賛する社会文化的影響を多大に受けて生じる身体像不満足感が食行動異常やEDを導くといった過程が想定された（Figure. 1）。1970年代，ED臨床群の食行動やボディ・イメージは健常人と比較して，明らかに異常であったが，現在では，健常者においても，ボディ・イメージへの不満（本書における身体像不満足感）は高く，ED臨床群の特徴と類似する食行動を呈する者も増加傾向にあり，健常者とED臨床群との境界が不鮮明になっていることが指摘され（e.g., 中井, 2000），身体像不満足感が生じ食行動の問題が発現するといった状況は，もはやED臨床群に限定されるものではないと考えられる。

　現代社会では，健常人においても過度の痩身を求め，痩身を達成するために極端なダイエット行動を行う傾向にある。食行動異常からEDへ進展するという指摘（e.g., Polivy & Herman, 2002）をみても，極端なダイエット行動が維持されることにより食行動異常[2]に進展し，食行動の問題を抱える者の増加が危惧される。

　食行動異常からEDへ進展することを防止するためにも，食行動異常傾向が

---

1) 本研究は，「山蔦圭輔・野村忍 (2004). 女子大学生における食行動異常（第1報）. 女性心身医学, 9, 211-218.」，また，著者が2007年に早稲田大学に提出した博士（人間科学）学位論文の一部を加筆修正し再構成したものである。
2) 診断基準を満たさないEDハイリスク群が呈するような，EDの臨床症状と類似する行動的・心理的特徴が認められる食行動の問題を食行動異常と定義する。また，EDおよび食行動異常の両者をあわせて食行動の問題と表記する。

強い者が多数存在すると考えられる女子大学生を対象に検討することは，食行動の問題に対する予防的援助の実践に際し，重要な示唆を与える。

2. 目　的

女子大学生の食行動と体型，ボディ・イメージとの関連性を検討することを目的とした。

3. 研究方法

3.1. 解析対象者

調査Ⅰの内，調査項目に記入漏れのなかった者689名（平均年齢20.02 ± 2.43歳）を分析の対象とした。

3.2. 本研究における解析対象調査項目

基礎事項（年齢，身長，体重）およびシルエット画項目，EAT-26を解析の対象とする調査項目とした。なお，EAT-26をそのまま現代の女子大学生に適用することには慎重になる必要がある。しかしながらEDの臨床的特徴と類似する食行動異常傾向が強い女子学生の実態を調査するため，本研究ではEAT-26を調査尺度として採用した。

各尺度の採点・評価方法は，シルエット画項目の場合，実際のボディ・イメージ得点と理想的ボディ・イメージ得点との差を身体像不満足感の指標として用いた。一方，EAT-26は，実態調査を行う際，EDのスクリーニングテストとして使用するため素点を置換し，その合計得点を算出し評価に用いた。また，女子大学生の食行動の特徴を把握する際，素点をそのまま分析に用いた。

3.3. 解析方法
3.3.1. BMIと食行動の実態

女子大学生の体型と食行動異常の実態を把握するために，日本肥満学会の定める BMI（Body Mass Index，体重$_{(kg)}$÷身長$_{(m)^2}$で求められる体格指標。日

本肥満学会では，BMI が 18.5 未満の者を「痩せ」，18.5 以上 25.0 未満の者を「普通」，25.0 以上の者を「肥満」と分類している）により，体型を分類し，「痩せ」「普通」「肥満」の各割合を算出した。その後，体型分類ごとに，食行動異常傾向が強いと判断される者がどの程度存在するか明らかにするため，体型分類ごとに，EAT-26 の素点置換合計得点 20 点以上である者の割合を算出した。また，BMI とボディ・イメージ，理想的ボディ・イメージとの関係を明らかにするために，各値について，Pearson の積率相関係数を算出した。

3.3.2. EAT-26 得点の因子分析

先行研究では，EAT-26 を 1 因子構造の尺度として用いることが多い。しかし，EAT-26 の項目について検討すると，一般的であると考えられる，"食事に関する行動や信念を測定する項目"と，"ED 臨床群に特異的な臨床症状に類似する行動や信念について測定する項目"が混在している可能性が推測される。したがって，女子大学生の食行動や食行動に関する信念を類型化するため，EAT-26 素点について探索的因子分析（主因子法・バリマックス回転）を行った。

3.3.3. 各抽出因子とボディ・イメージに関する項目との関連性

EAT-26 の因子分析により抽出された各因子と，BMI，心理的要因である身体像不満足感との各関連性を検討するため，BMI 値により分類された体型群を独立変数，各抽出因子を従属変数とした一要因分散分析，シルエット画項目差得点高群・低群を独立変数，各抽出因子を従属変数とした t 検定を行った。シルエット画項目差得点の群分けに関しては，各値の平均値 + $1SD$ 以上に属する者を高群，平均値 - $1SD$ 以下に属する者を低群とした。

4. 結　果

4.1. BMI における対象者の分類

「痩せ」に分類される者は 689 名中，130 名（18.87%），「普通」に分類される者は，534 名（77.50%），「肥満」に区分される者は，25 名（3.63%）であ

Table.5　BMI 値とシルエット画項目得点との関連性

	BMI	実際のシルエット画得点	理想的シルエット画得点	シルエット画差得点
BMI	-	0.61**	0.12**	0.51**
実際のシルエット画得点		-	0.28**	0.79**
理想的シルエット画得点			-	-0.36**
シルエット画差得点				-

**$p<0.01$

った。

4.2. BMI における食行動異常傾向

EAT-26 の判定法により食行動異常傾向が強いと判断される，EAT-26 置換合計得点 20 点以上である者の数は「痩せ」130 名中 6 名（4.62％），「普通」534 名中 44 名（8.24％），「肥満」25 名中 2 名（8.00％）であった。

4.3. BMI とボディ・イメージに関する項目との関係

BMI ならびにシルエット画項目平均値および標準偏差を算出した結果，BMI 値（平均 20.4 ± 2.6），実際のシルエット画得点（平均 3.8 ± 0.9 点），理想的シルエット画得点（平均 2.6 ± 0.6 点），実際のシルエット画得点と理想的シルエット画得点との差得点（平均 1.2 ± 0.9 点）であった。

BMI 値，シルエット画項目で測定される実際のシルエット画得点，理想的ボディ・イメージ得点，シルエット画差得点の各得点間について，Pearson の積率相関係数を算出した。その結果，BMI 値と実際のシルエット画得点（r=0.61, $p<0.01$），BMI 値と理想的シルエット画得点（r=0.12, $p<0.01$），BMI 値とシルエット画差得点（r=0.51, $p<0.01$），実際のシルエット画得点と理想的シルエット画得点（r=0.28, $p<0.01$），実際のシルエット画得点とシルエット画差得点（r=0.79, $p<0.01$），理想的シルエット画得点とシルエット画差得点（r=-0.36, $p<0.01$）との各間で有意な相関が認められた（Table. 5）。

4. 結 果

Table. 6 EAT-26素点に関する因子分析結果（主因子法・バリマックス回転）

項目名	第1因子	第2因子	第3因子	第4因子	第5因子	第6因子
第1因子：食物摂取コントロール感（α=0.76）						
12. カロリーを使っていることを考えながら運動する	0.64	0.17	0.19	0.00	0.01	0.08
6. 自分が食べる食物のカロリー量を知っている	0.62	0.09	0.04	-0.04	0.06	0.05
7. 炭水化物が多い食物（パン、ご飯、パスタなど）は特に食べないようにしている	0.60	0.04	0.14	-0.01	0.18	-0.06
19. 食物に関して自分でコントロールしている	0.57	0.04	0.05	0.01	-0.02	0.13
17. ダイエット食品を食べる	0.51	0.11	0.21	0.04	0.10	0.05
16. 砂糖が入っている食物は食べないようにしている	0.49	0.00	0.19	0.08	0.14	0.14
第2因子：食物に関する捉われ感（α=0.79）						
3. 食物のことで頭がいっぱいである	0.00	0.72	0.08	-0.03	0.01	-0.12
18. 私の生活は食物にふりまわされている気がする	0.21	0.68	0.21	0.11	0.07	0.07
4. やめられないかも知れないと思うほど次から次へと食べ続けることがある	0.03	0.61	0.16	0.05	0.13	-0.06
21. 食物に関して時間をかけすぎたり、考えすぎたりする	0.23	0.58	0.21	0.10	0.11	0.30
10. 食べた後でひどく悪いことをしたような気になる	0.29	0.43	0.36	0.09	0.27	0.03
第3因子：肥満恐怖（α=0.84）						
11. もっと痩せたいという思いで頭がいっぱいである	0.25	0.27	0.80	-0.12	0.07	0.02
14. 自分の身体に脂肪がつきすぎているという考えが頭から離れない	0.20	0.22	0.74	-0.07	0.10	0.15
1. 太りすぎることの恐怖	0.26	0.20	0.62	-0.09	0.00	-0.03
第4因子：食事と体型に関する他者評価への意識（α=0.69）						
8. 他の人は私のことをもっと食べるように望んでいるようだ	0.06	-0.02	-0.01	0.84	-0.01	0.08
13. 他の人は私のことを痩せすぎだと思っている	-0.06	0.00	-0.21	0.59	0.03	0.02
20. 他の人が私にもっと食べるように圧力をかけている感じがする	0.05	0.22	0.05	0.56	0.13	0.11
第5因子：嘔吐（α=0.77）						
26. 食事の後で衝動的に吐きたくなる	0.14	0.17	0.10	0.07	0.86	0.03
9. 食べた後に吐く	0.15	0.09	0.02	0.06	0.70	-0.04
第6因子：摂食形態（α=0.56）						
15. 他の人よりも食事をするのに時間がかかる	0.03	0.06	0.06	0.10	0.00	0.78
5. 食物を小さくきざんで少量ずつ口に入れる	0.17	-0.06	0.01	0.06	-0.02	0.46
因子寄与	2.40	2.19	2.02	1.47	1.44	1.03
因子寄与率	11.43	10.42	9.63	6.99	6.85	4.91
累積因子寄与率	11.43	21.86	31.49	38.48	45.32	50.23

Table.7 BMI 分類における EAT-26 抽出因子の一要因分散分析

因子名	「痩せ」群 (n=126)	「普通」群 (n=522)	「肥満」群 (n=25)	F
第1因子：食物摂取コントロール感	10.33 (SD=4.20)	12.53 (SD=4.81)	12.56 (SD=4.00)	11.32** 「痩せ」群＜「普通」群
第2因子：食物に関する捉われ感	9.61 (SD=4.60)	10.61 (SD=4.74)	11.16 (SD=4.78)	2.56† n.s.
第3因子：肥満恐怖	7.3 (SD=3.48)	10.57 (SD=4.25)	13.68 (SD=3.53)	42.49** 「痩せ」群＜「普通」群＜「肥満」群
第5因子：嘔吐	2.24 (SD=0.79)	2.3 (SD=1.07)	2.56 (SD=1.45)	1.01 n.s.

**$p<0.01$, †$p<0.10$

4.4. EAT-26 からみた食行動異常の種類

EAT-26 の得点について主因子法，バリマックス回転，スクリープロットにより因子数を決定し探索的因子分析を行った。

因子負荷量 0.40 以下であったものや，二重付加であった項目を削除しながら分析を続けた。その結果，6因子が抽出された。削除項目は，2.「おなかがすいたときに食べないようにしている」，22.「甘いものを食べた後で，気分が落ち着かない」，23.「ダイエットをしている」，24.「胃が空っぽの状態が好きだ」，25.「食べたことのないカロリーが高い食物を食べてみることは楽しみだ」であった。

抽出因子に所属する各項目の意味合いから，第1因子を「食物摂取コントロール感」（$\alpha=0.76$），第2因子を「食物に関する捉われ感」（$\alpha=0.79$），第3因子を「肥満恐怖」（$\alpha=0.84$），第4因子を「食事と体型に関する他者評価への意識」（$\alpha=0.69$），第5因子を「嘔吐」（$\alpha=0.77$），第6因子を「摂食形態」（$\alpha=0.56$）とそれぞれ命名した（Table. 6）。

第4因子および第6因子について Cronbach の α 係数を算出したところ，両者とも 0.70 以下であり，信頼性に欠ける可能性が認められるため，第4因子および第6因子を除く因子について検討を行った。

4.5. 食行動異常の種類と体型分類

BMI 値により群分けした群を独立変数，4.4. で抽出された各因子の合計得

4. 結　果

Table.8　シルエット画項目差得点高・低におけるt検定

	低得点群 (n=120)	高得点群 (n=221)	t値	df
第1因子：食物摂取コントロール感	10.23 SD=3.83	12.72 SD=5.05	4.70**	339
第2因子：食物に関する捉われ感	8.79 SD=3.82	11.63 SD=5.28	5.20**	339
第3因子：肥満恐怖	6.12 SD=2.83	12.39 SD=4.04	15.12**	339
第5因子：嘔吐	2.17 SD=0.694	2.37 SD=1.10	1.73*	339

**p<0.01, *p<0.05

点を従属変数とした一要因分散分析を行った。その結果，第1因子「食物摂取コントロール感」因子，第3因子「肥満恐怖」因子でそれぞれ群の主効果が有意であった（第1因子：$F_{(2,670)}$=11.32，p<0.01；第3因子：$F_{(2,670)}$=42.49，p<0.01）。

Tukey法による多重比較を行った結果，第1因子では，「痩せ」群と「普通」群との間で有意差（p<0.01）が認められ，第3因子では，「痩せ」群と「普通」群（p<0.01），「痩せ」群と「肥満」群（p<0.01），「普通」群と「肥満」群（p<0.01）との各間で有意差が認められた（Table.7）。

4.6. 食行動異常の種類と実際のボディ・イメージ，理想的ボディ・イメージ

シルエット画差得点により群分けした群を独立変数，4.4.で抽出された各因子の合計得点を従属変数としたt検定を行った。その結果，第1因子「食物摂取コントロール感」，第2因子「食物に関する捉われ感」，第3因子「肥満恐怖」でそれぞれ有意差が認められた（第1因子：$t_{(339)}$=4.70，p<0.01；第2因子：$t_{(339)}$=5.20，p<0.01；第3因子：$t_{(339)}$=15.12，p<0.01）。また，第5因子「嘔吐」に関しては，有意傾向にあることが認められた（$t_{(339)}$=1.73，p<0.10）（Table.8）。

5. 考　察

本章では，女子大学生の体型やシルエット画項目で測定される身体像不満足感，食行動異常の特徴を明らかにし，これらの各関連性について検討した。

まず，女子大学生の体型について検討した結果，全対象者中 18.87%が「痩せ」，77.50%が「普通」，3.63%が「肥満」に分類された。また，この内，「痩せ」に分類される者の 4.62%，「普通」に分類される者の 8.24%，「肥満」に分類される者の 8.70%で食行動異常傾向が強いことが推測され，女子大学生の中には，ED 罹患者および将来的に罹患する可能性が高い者が存在していることが示唆された。こうした結果は，学校精神保健において予防的援助を行う必要性を示している。

次に，BMI と実際のボディ・イメージ，理想的ボディ・イメージ，実際のボディ・イメージと理想的ボディ・イメージとの差で示される身体像不満足感との各関係性を確認した。その結果，BMI 値が高い場合，実際のボディ・イメージはよりふくよかに評価され，身体像不満足感が強い可能性が示唆された。しかし，BMI 値と理想的ボディ・イメージとの間には関連性が希薄である可能性が推測され，女子大学生は自己の身体をある程度正当に評価している一方で，体型にかかわらず痩身を希求する可能性が推測された。これらの結果は，痩せる必要がないのに，「過剰に痩せなくてはならない」，「痩せたい」と感じてしまう者の増加を示しているとも考えられ，痩せる必要のない者が身体像不満足感を保有し痩せを希求するに至る過程について詳細に検討する必要がある。

次に，EAT-26 得点に対して因子分析を行うことで女子大学生の食行動の特徴を抽出した。その結果，女子大学生の食行動は，"食物摂取をコントロールする" など，現代社会において頻繁に行われるダイエット行動を表すものや，DSM-IV-TR（1994）よる ED の診断基準と類似する食行動を表すものの両者が抽出された。抽出因子の中で，「食物摂取コントロール感」因子を，一般的な食行動やその信念を測定し得る因子であると判断した。また，DSM-IV-TR（1994）で示される臨床症状を参考に「食物に関する捉われ感」因子，「肥満恐怖」因子，「嘔吐」因子を，より ED の臨床症状に近い行動や信念を測定する

因子であると判断した。

　以上の結果より，女子学生を対象とした食行動異常を検討する際，"通常と考えられるダイエット行動を行っているのか"，"EDの特徴に類似する行動を行っているのか"の少なくとも2つの観点より測定・査定可能な尺度が開発されることが望まれる。

　BMI値とEAT-26得点に対する因子分析の結果抽出された因子との関連性について検討した結果，BMI値が高い場合，食物摂取のコントロール（ダイエット行動）を行う頻度が高く，肥満恐怖も強いことが認められた。これは，現代の痩身賞賛文化の影響がより浸透し，食物摂取のコントロールや肥満恐怖はEDの臨床的特徴としての位置付けに留まらず，女子大学生においても持たれるものとなっていることを反映した結果であると考えられる。

　一方，シルエット画差得点により測定される身体像不満足感が強い場合，食物摂取のコントロール（ダイエット行動）を行う頻度が高く，食物に関する捉われ感が強く，また，肥満恐怖が強く，嘔吐を行う頻度が高いことが示された。この結果をみると，特にEDの臨床症状を表す「食物に関する捉われ感」「肥満恐怖」「嘔吐」について，身体像不満足感が関連する可能性が推測され，心理的要因である身体像不満足感がED臨床症状もしくは臨床症状と類似する行動的・心理的特徴を引き起こす要因のひとつとなる可能性が推測された。

　しかし，同様の社会文化的影響を受けているにもかかわらず，食行動異常を呈することのない者も存在する（種田，1991）。したがって，今回検討した心理的要因に加え，その他の要因についても検討する必要がある。また，身体像不満足感や食行動異常の適確な測定・査定尺度の開発や各種心理要因に関する詳細な検討を踏まえて，学校精神保健の場において適切な介入方法を検討する必要がある。

3

身体像不満足感測定尺度の開発（研究2）[1]

1. はじめに

　第2章では，身体像不満足感がBMIや食行動異常と有意な関連性があることが示された。したがって，食行動異常[2]やEDの予防・援助を効果的に行う上で身体像不満足感を多面的かつ適確に測定する必要性が推測される。

　これまで，身体像不満足感を測定する尺度が多数開発されている。たとえば，1970年代と比較して近年ではED臨床群と健常群との間で大きな差異が認められないようになっているという指摘（e.g., 中井, 2000）をみても，身体像不満足感は時代背景により様相が異なり，社会文化的影響を多大に受けるものと考えられる。したがって，時代背景に合致するように漸次的な検討が必要である。

　身体像不満足感を客観的に測定する試みは数多く行われ，信頼性・妥当性を兼ね備えた尺度が開発されてきた。こうした尺度はED臨床群の身体像不満足感に関する特徴から経験的に項目が作成され，たとえば，「全身のふくよかさ」を測定するものや「下半身のふくよかさ」を測定することに特化したものが多い。しかし，食行動異常には全身のふくよかさのみならず，身体部位のふくよかさや身体外観の評価に対する不満足感も関連性を持つなどといった指摘

---

1) 本研究は，「山蔦圭輔・野村忍（2005）．女子大学生における食行動異常—身体像不満足感測定尺度の開発および信頼性・妥当性の検討—（第2報）．女性心身医学, 10, 163-171.」，また，著者が2007年に早稲田大学に提出した博士（人間科学）学位論文の一部を加筆修正し再構成したものである。

2) 診断基準を満たさないEDハイリスク群が呈するような，EDの臨床症状と類似する行動的・心理的特徴が認められる食行動の問題を食行動異常と定義する。また，EDおよび食行動異常の両者をあわせて食行動の問題と表記する。

(Cash, 1989; Koff, Benavage, & Wang, 2001; Garfinkel, 1991; Thompson, 1992)があり，より適確な項目から構成される尺度の開発が望まれる。また，EDの臨床的特徴として，身体に関する自己評価に加え，身体に関する他者評価への意識が否定的であるという指摘があり，自己評価の側面に加えて，他者評価への意識といった側面を測定し得る尺度が必要であると考えられる。

本章では，ED予防のために，新たに身体像不満足感測定尺度の開発を行う。

2. 目 的

全身のふくよかさへの不満足感に加え，身体の各部位への不満足感，また，これらの主観的な不満足感に加え，身体に対する他者評価への不満足感を測定し得る簡便な尺度を開発し，信頼性・妥当性を検討することを目的とした。

3. 研究方法

3.1. 解析対象者

調査Iの内，調査項目に記入漏れのなかった者765名（平均年齢 19.91 ± 2.17歳）を分析の対象とした。

3.2. 本研究における解析対象調査項目

シルエット画項目，EAT-26，EDI痩せ願望尺度，身体像不満足感測定尺度開発のための項目について解析を行った。

身体像不満足感測定尺度開発のための項目は，身体を全身・上半身・下半身・各身体部位に大分し，身体に不満を持つ箇所について女子大学生に聴取することで作成し，作成した項目はK-J法（川喜田，1967）を用いて臨床心理士・臨床心理系大学院生により分類した後，EDに精通する心療内科医・臨床心理士によって，身体に関する自己評価および他者評価への不満足感を測定し得る項目が全50項目選定された（Table. 9）。また，各項目に関して，1.「全くあてはまらない」から4.「あてはまる」の4件法で回答を求めた。

Table.9　身体像不満足感測定尺度選定項目

選定項目	分類番号	選定項目	分類番号
自分の体型に満足している	①	他の人は私のお尻が大きいと思っている	②
自分は太っていると思う	①	他の人は私の太ももが太いと感じていると思う	②
自分の身体が恥ずかしいと思う	①	他の人は私の足が太いと思っている	②
自分の体型が嫌いである	①	他の人は私のお腹が太いと思っている	②
今よりもっと痩せたい	①	他の人は私の腰まわりが太いと思っている	②
自分のお尻まわりの太さに満足している	①	他の人は私の腕が太いと思っている	②
私のお尻の大きさはちょうど良いと思う	①	他の人は私のことを痩せすぎだと思っている	②
今よりもっとお尻を小さくしたい	①	自分の顔の大きさに満足している	③
自分の太ももの太さに満足している	①	私は自分の顔立ちに自信がある	③
私の太ももは太すぎると思う	①	私は自分の顔立ちに満足している	③
今よりもっと太ももを細くしたい	①	他の人は私の顔立ちを否定的に捉えている	③
自分の足の太さに満足している	①	私の顔の大きさはちょうど良いと思う	③
自分の足は太すぎると思う	①	他の人は私の顔が大きいと思っている	③
今よりもっと足を細くしたい	①	今よりもっと顔を小さくしたい	③
下半身の中で肉を落としたい部分がある	①	顔の中(あごやほほ)で肉を落としたい部分がある	③
自分のお腹まわりの太さに満足している	①	私は背の高さに不満がある	④
私のお腹は太すぎると思う	①	今よりもっと背を高くしたい	④
今よりもっとお腹まわりを細くしたい	①	他の人は私の背が低いと思っている	④
自分の腰まわりの太さに満足している	①	私は腕の長さに不満がある	④
私の腰まわりは太すぎると思う	①	今よりもっと腕を長くしたい	④
今よりもっと腰まわりをもっと細くしたい	①	他の人は私の腕が短いと感じている	④
自分の腕の太さに満足している	①	私は足の長さに不満がある	④
私の腕は太すぎると思う	①	今よりもっと足を長くしたい	④
今よりもっと腕を細くしたい	①	他の人は私の足が短いと感じている	④
上半身の中で肉を落としたい部分がある	①	自分の腕の長さに不満がある	④

①身体のふくよかさに関する自己評価　②自己身体に関する他者評価への意識
③顔に関する自己評価　④身体の長さに関する評価

4. 解析方法

4.1. 因子構造の確認

　尺度を作成するために選出した項目について，因子構造を明らかとするために探索的因子分析（主因子法・バリマックス回転，スクリープロットにより因子数を決定）を行った。因子負荷量 0.40 以下であったものや，二重付加であった項目を削除しながら分析を進めた。

4.2. 信頼性の確認

尺度の信頼性を確認するために，抽出された因子ごとに Cronbach の α 係数を算出した。

4.3. 妥当性の確認

本尺度の妥当性を検討するため以下の解析を行った。

4.3.1. シルエット画項目得点を用いた検討

シルエット画差得点の高群・低群を独立変数，4.1. で抽出した各因子得点を従属変数とした t 検定を行った。群分けに関しては調査対象者のシルエット差得点平均値が 1.31 ± 0.86 であることから 0 点以下を低群，その他を高群とした。

4.3.2. EDI 痩せ願望得点を用いた検討

EDI 下位尺度である痩せ願望因子得点の高群・中群・低群を独立変数，4.1. で抽出した各因子得点を従属変数とした一要因分散分析を行った。群分けに関しては，各合計得点の平均値 + $1SD$ 以上に属する者を高群，平均値 - $1SD$ 以下に属する者を低群，平均値 $\pm 1/2SD$ に属する者を中群とした。

4.3.3. EAT-26 得点を用いた検討

EAT-26 得点の高群・中群・低群を独立変数，4.1. で抽出した各因子得点を従属変数とした一要因分散分析を行った。群分けは，日本人における EAT-26 のカットオフポイントを参考に行った。EAT-26 のカットオフポイントによると日本人では，EAT-26 置換合計得点 20 点以上を ED 臨床群の可能性が高い者と判定することが望ましいとされている（中井，2003）。本研究の対象は，一般大学生であり，EAT-26 得点の結果を直接，ED 臨床群として扱うことはできない。しかし，一般大学生においても，専門機関に来所しない，ED 潜在者が数多く存在し，ED を発症しながら大学生活を送る者が数多く存在することからも，EAT-26 カットオフポイントを便宜上使用し群分けを行った。ここでは，EAT-26 の置換合計得点が 20 点以上を高群とした。また，

20 点未満の者で EAT-26 の置換合計得点の平均値を算出し，平均値以上に属する者を中群（EAT-26 置換合計得点 6 点～19 点），平均値未満に属する者を低群（EAT-26 置換合計得点 6 点未満）とした．

5. 結　果

5.1. 尺度の因子構造

　想定した項目得点に関して，探索的因子分析（主因子法・バリマックス回転）を行った．また，二重付加や因子負荷量 0.40 以下であった項目は削除した．スクリープロットより検討したところ 4 因子が妥当であると判断し，4 因子で分析を続けた．その結果，最終的に 30 項目が抽出され，本研究における尺度の構成概念である身体像不満足感測定尺度項目とした．抽出因子と因子に含まれる項目を Table.10 に示す．

　各因子に含まれる項目内容より検討を行った結果，第 1 因子を「全身のふくよかさ不満足感」因子，第 2 因子を「身体に関する他者評価不満足感」因子，第 3 因子を「顔に関する不満足感」因子，第 4 因子を「身体の長さに関する不満足感」因子とそれぞれ命名した．また，当初想定し選定した項目と因子内項目とを比較した結果，各因子とも K-J 法による分類番号が一致するものとなった．

5.2. 信頼性の検討

　信頼性の検討を行うために，各因子について，Cronbach の α 係数を算出した．その結果，第 1 因子「全身のふくよかさ不満足感」因子では $\alpha=0.89$，第 2 因子「身体に関する他者評価不満足感」因子では $\alpha=0.91$，第 3 因子「顔に関する不満足感」因子では $\alpha=0.81$，第 4 因子「身体の長さに関する不満足感」因子では $\alpha=0.83$ となり，各因子とも高い α 係数が算出された（Table.11）．

5.3. 妥当性の検討

5.3.1. シルエット画得点を用いた検討

　シルエット画差得点で分類した高・低群を独立変数，5.1. で抽出された各

Table.10 身体像不満足感測定項目得点　因子分析結果（主因子法・バリマックス回転）

項目名	第1因子	第2因子	第3因子	第4因子	分類番号
第1因子：全身のふくよかさ不満足感（α=0.89)					
45. 今よりもっと足を細くしたい	0.78	0.12	0.10	0.05	①
46. 今よりもっと痩せたい	0.78	0.23	0.13	0.05	①
34. 今よりもっと腰まわりを細くしたい	0.71	0.23	0.18	0.03	①
28. 下半身の中で肉を落としたい部分がある	0.66	0.06	0.05	0.05	①
38. 自分の足の太さに満足している	-0.61	-0.16	-0.16	-0.03	①
20. 自分の太ももの太さに満足している	-0.60	-0.18	-0.16	0.06	①
21. 今よりもっとお腹まわりを細くしたい	0.54	0.19	0.10	0.05	①
49. 上半身の中で肉を落としたい部分がある	0.53	0.26	0.15	0.10	①
16. 今よりもっとお尻を小さくしたい	0.52	0.32	0.19	0.01	①
47. 自分のお尻まわりの太さに満足している	-0.48	-0.31	-0.20	0.04	①
2. 今よりもっと腕を細くしたい	0.45	0.29	0.02	0.14	①
第2因子：身体に関する他者評価不満足感（α=0.91)					
29. 他の人は私の腰まわりが太いと思っている	0.31	0.74	0.18	0.07	②
39. 他の人は私の足が太いと思っている	0.33	0.72	0.15	0.08	②
44. 他の人は私の腕が太いと思っている	0.28	0.72	0.14	0.17	②
25. 他の人は私のお腹が太いと思っている	0.34	0.71	0.15	0.09	②
48. 他の人は私の太ももが太いと感じていると思う	0.39	0.67	0.09	0.04	②
12. 他の人は私のお尻が大きいと思っている	0.37	0.63	0.16	0.04	②
19. 他の人は私の顔立ちを否定的に捉えている	0.00	0.47	0.35	0.19	②
32. 自分の身体が恥ずかしいと思う	0.35	0.45	0.33	0.09	②
第3因子：顔に関する不満足感（α=0.81)					
23. 私の顔の大きさはちょうど良いと思う	-0.16	-0.14	-0.77	-0.07	③
5. 自分の顔の大きさに満足している	-0.20	-0.12	-0.70	-0.03	③
15. 自分の顔立ちに満足している	-0.14	-0.15	-0.61	-0.03	③
10. 自分の顔立ちに自信がある	-0.07	-0.16	-0.56	-0.05	③
31. 今よりもっと顔を小さくしたい	0.36	0.09	0.56	0.10	③
第4因子：身体の長さに関する不満足感（α=0.83)					
9. 今よりもっと背を高くしたい	0.03	-0.13	0.01	0.64	④
22. 今よりもっと腕を長くしたい	0.09	0.19	0.08	0.63	④
14. 他の人は私の背が低いと思っている	0.05	-0.03	-0.04	0.62	④
26. 他の人は私の腕が短いと感じている	-0.04	0.32	0.13	0.59	④
4. 私は背の高さに不満がある	0.02	0.02	0.04	0.57	④
18. 自分の腕の長さに不満がある	0.06	0.28	0.12	0.56	④
因子寄与	5.22	4.26	2.71	2.35	
因子寄与率	17.40	14.19	9.03	7.82	
累積寄与率	17.40	31.58	40.61	48.43	

Table.11 信頼性係数

因子名	α係数
第1因子：全身のふくよかさ不満足感	0.89
第2因子：身体に関する他者評価不満足感	0.91
第3因子：顔に関する不満足感	0.81
第4因子：身体の長さに関する不満足感	0.83

Table.12 シルエット画差得点高・低における下位因子のt検定

	シルエット画差得点		t値	df
	低群 (n=481)	高群 (n=267)		
第1因子：全身のふくよかさ不満足感	36.82 (SD=6.08)	41.51 (SD=3.63)	11.52**	746
第2因子：身体に関する他者評価不満足感	19.77 (SD=5.11)	25.17 (SD=4.75)	14.19**	746
第3因子：顔に関する不満足感	14.91 (SD=3.14)	17.00 (SD=2.84)	9.02**	746
第4因子：身体の長さに関する不満足感	15.47 (SD=5.21)	16.51 (SD=5.26)	2.60**	746

**$p<0.01$

因子の合計得点を従属変数としたt検定を行った。その結果，全ての因子において有意差が認められた（第1因子：$t_{(746)}$ =11.52, $p<0.01$；第2因子：$t_{(746)}$ =14.12, $p<0.01$；第3因子：$t_{(746)}$ =9.02, $p<0.01$；第4因子：$t_{(746)}$ =2.60, $p<0.01$）（Table.12）。

5.3.2. EDI痩せ願望得点を用いた検討

痩せ願望得点で分類した各群を独立変数，5.1.で抽出された各因子の合計得点を従属変数とした一要因分散分析を行った。その結果，第4因子「身体の長さに関する不満足感」因子を除く各因子合計得点に関して，群の主効果が有意であった（第1因子：$F_{(2,592)}$ =154.64, $p<0.01$；第2因子 $F_{(2,592)}$ =94.15, $p<0.01$；第3因子：$F_{(2,592)}$ =383.65, $p<0.01$）。Tukey法における多重比較の結果，第1因子「全身のふくよかさ不満足感」因子，第2因子「身体に関する他者評価不満足感」因子，第3因子「顔に関する不満足感」因子の各合計得点において，低群が，他の2群よりも有意に得点が低く

Table. 13 痩せ願望高・中・低群における下位因子の一要因分散分析

因子名	低群 (*n*=169)	中群 (*n*=259)	高群 (*n*=167)	F
第1因子：全身のふくよかさ不満足感	33.17 (SD=6.63)	39.72 (SD=4.41)	41.99 (SD=2.91)	154.64** 低群＜中群＜高群
第2因子：身体に関する他者評価不満足感	17.79 (SD=4.68)	22.18 (SD=5.05)	25.09 (SD=4.97)	94.15** 低群＜中群＜高群
第3因子：顔に関する不満足感	14.13 (SD=3.31)	15.80 (SD=2.94)	17.14 (SD=2.83)	42.09** 低群＜中群＜高群
第4因子：身体の長さに関する不満足感	15.83 (SD=5.14)	15.59 (SD=5.27)	16.56 (SD=5.43)	1.74 n.s.

**$p<0.01$

($p<0.01$)，中群が高群よりも有意に得点が低かった（$p<0.01$）(Table. 13)。

5.3.3. EAT-26 を用いた検討

EAT-26 得点で分類した各群を独立変数，5.1. で抽出された各因子の合計得点を従属変数とした一要因分散分析を行った。その結果，第4因子「身体の長さに関する不満足感」因子を除く各因子合計得点に関して，群の主効果が有意であった（第1因子：$F_{(2,762)}=44.98$, $p<0.01$；第2因子 $F_{(2,762)}=38.79$, $p<0.01$；第3因子：$F_{(2,762)}=21.09$, $p<0.01$）。Tukey 法における多重比較の結果，第1因子「全身のふくよかさ不満足感」因子合計得点において，低群が，他の2群よりも有意に得点が低く（$p<0.01$），第2因子「身体に関する他者評価不満足感」因子合計得点において，低群と比較し中群の得点が有意に高く（$p<0.01$），中群と比較し高群の得点が有意に高かった（$p<0.05$）。第3因子を「顔に関する不満足感」因子合計得点では，第1因子同様，低群が他の2群よりも有意に得点が低かった（$p<0.01$）(Table. 14)。

5.3.4. 因子構造の再確認と信頼性の再検討

妥当性の検討を行った結果，第4因子「身体の長さに関する不満足感」因子は，妥当性を欠くことが明らかとなった。したがって，第4因子に含まれる項目を除く，24項目で再度因子分析を行った。回転方法などは，先の因子分析と同様に行った。その結果，3因子が抽出され，各因子に含まれる項目は，当

Table.14　EAT-26得点高・中・低群における下位因子の一要因分散分析

因子名	低群 (*n*=381)	中群 (*n*=325)	高群 (*n*=59)	F
第1因子：全身のふくよかさ不満足感	36.67 (SD=5.95)	40.1 (SD=5.12)	41.63 (SD=3.69)	44.98** 低群＜中群
第2因子：身体に関する他者評価不満足感	20.15 (SD=4.90)	22.94 (SD=5.85)	25.37 (SD=5.16)	38.79** 低群＜中群＜高群
第3因子：顔に関する不満足感	14.97 (SD=3.09)	16.26 (SD=3.18)	17.03 (SD=2.77)	21.09** 低群＜中群
第4因子：身体の長さに関する不満足感	15.83 (SD=5.05)	15.54 (SD=5.50)	17.00 (SD=5.22)	1.92 n.s.

**$p<0.01$

初抽出された第1因子～第3因子と相違はなかった。ここで抽出された3因子に含まれる項目ごとに再度 Cronbach の α 係数を算出した結果，5.1. での検討（Table.11）と同値であった（Table.15）。

6. 考　察

　本章では，女子大学生を対象として，全身や下半身のふくよかさに加え，各身体部位のふくよかさや身体の長さに関する不満足感を自己評価および他者評価への意識という観点より測定し得る尺度を開発し，信頼性・妥当性を検討することを目的とした。

　因子分析を行った結果，第1因子「全身のふくよかさ不満足感」因子，第2因子「身体に関する他者評価不満足感」因子，第3因子「顔に関する不満足感」因子，第4因子「身体の長さに関する不満足感」因子の4因子が抽出された。また，各抽出因子のα係数は，一貫して高い値が算出され，信頼性が認められた。また，当初の想定項目と因子項目が一致することから，構成概念妥当性が認められた。

　身体像不満足感が痩せ願望の強さに影響を与えることから，まず，シルエット画項目で測定される身体像不満足感との関連性について検討した。その結果，シルエット画項目で測定される身体像不満足感が強い者では各因子得点が高いことが認められた。したがって，本尺度は身体像不満足感を測定し得る尺度で

Table. 15　身体像不満足感測定尺度得点　因子分析結果（主因子法・バリマックス回転）

項目名	第1因子	第2因子	第3因子	分類番号
第1因子：全身のふくよかさ不満足感（α=0.89）				
45. 今よりもっと足を細くしたい	0.78	0.14	0.12	①
46. 今よりもっと痩せたい	0.77	0.25	0.14	①
34. 今よりもっと腰まわりを細くしたい	0.70	0.25	0.19	①
28. 下半身の中で肉を落としたい部分がある	0.65	0.09	0.06	①
38. 自分の足の太さに満足している	-0.60	-0.19	-0.17	①
20. 自分の太ももの太さに満足している	-0.59	-0.19	-0.16	①
21. 今よりもっとお腹まわりを細くしたい	0.53	0.22	0.11	①
49. 上半身の中で肉を落としたい部分がある	0.52	0.29	0.16	①
16. 今よりもっとお尻を小さくしたい	0.51	0.34	0.19	①
47. 自分のお尻まわりの太さに満足している	-0.47	-0.32	-0.20	①
2. 今よりもっと腕を細くしたい	0.44	0.31	0.03	①
第2因子：身体に関する他者評価不満足感（α=0.91）				
29. 他の人は私の腰まわりが太いと思っている	0.28	0.76	0.19	②
39. 他の人は私の足が太いと思っている	0.29	0.75	0.16	②
44. 他の人は私の腕が太いと思っている	0.25	0.74	0.16	②
25. 他の人は私のお腹が太いと思っている	0.31	0.73	0.16	②
48. 他の人は私の太ももが太いと感じていると思う	0.36	0.70	0.10	②
12. 他の人は私のお尻が大きいと思っている	0.35	0.64	0.17	②
19. 他の人は私の顔立ちを否定的に捉えている	-0.02	0.47	0.36	②
32. 自分の身体が恥ずかしいと思う	0.33	0.46	0.34	②
第3因子：顔に関する不満足感（α=0.81）				
23. 私の顔の大きさはちょうど良いと思う	-0.15	-0.14	-0.78	③
5. 自分の顔の大きさに満足している	-0.19	-0.13	-0.70	③
15. 自分の顔立ちに満足している	-0.12	-0.16	-0.61	③
31. 今よりもっと顔を小さくしたい	0.36	0.10	0.57	③
10. 自分の顔立ちに自信がある	-0.06	-0.17	-0.56	③
因子寄与	4.94	4.33	2.75	
因子寄与率	20.57	18.05	11.45	
累積寄与率	20.57	38.62	50.08	

ある可能性が推測された。

　次に，痩せ願望の強さにより身体像不満足感の強さに相違が認められるか否かを検討した。その結果，第1因子「全身のふくよかさ不満足感」因子，第2因子「身体に関する他者評価不満足感」因子，第3因子「顔に関する不満足感」因子の各因子合計得点は，痩せ願望を強く持つ者ほど高かった。したがって，本尺度の下位因子である第1因子「全身のふくよかさ不満足感」因子，第2因子「身体に関する他者評価不満足感」因子，第3因子「顔に関する不満足

感」因子は，食行動の問題に関連する要因と考えられる痩せ願望の強さを測定し得る尺度である可能性が推測された。

また，身体像不満足感が食行動に影響を与えることから，EAT-26で測定される食行動異常傾向により身体像不満足感保有傾向に相違が認められるか否かを検討した。その結果，中井（2003）のカットオフポイントにしたがうと，第1因子「全身のふくよかさ不満足感」因子と第3因子「顔に関する不満足感」因子の各因子合計得点は，食行動異常傾向を呈する可能性が低い者と比較し，食行動異常傾向が中程度の者およびEDの罹患可能性が高い者で高かった。このことより，本尺度の下位因子である第1因子「全身のふくよかさ不満足感」因子および第3因子「顔に関する不満足感」因子は，その得点が高い場合，食行動異常傾向を呈する可能性が高いと判断し得る尺度である可能性が推測された。

一方，第2因子「身体に関する他者評価不満足感」因子合計得点については，食行動異常傾向を呈する可能性が低い者と比較し，食行動異常傾向を呈する可能性が高い者の得点が高く，食行動異常傾向を呈する可能性が高い者と比較し，EDが疑われる者の得点が高いことが認められた。したがって，第2因子「身体に関する他者評価不満足感」因子は，食行動異常傾向を段階的に測定し得る可能性が推測された。

以上の結果から，本尺度の基準関連妥当性が認められた。ここで，第4因子「身体の長さに関する不満足感」因子について，シルエット画項目との関連性は認められるが，痩せ願望および食行動異常傾向との関連性が認められなかったため，本尺度では妥当ではないと判断し，第4因子に含まれる項目を削除することとした。再度，第4因子に含まれる項目を削除し因子分析を行った結果，3因子が抽出され，当初の因子分析の結果抽出された第1因子・第2因子・第3因子と同様の因子構造となり，各因子とも，高いα係数が算出された。

本章の検討により，3因子24項目4件法，下位尺度として「全身のふくよかさ不満足感測定尺度」「身体に関する他者評価不満足感測定尺度」「顔に関する不満足感測定尺度」が含まれた，高い信頼性・妥当性が認められる身体像不満足感測定尺度（Body Image Dissatisfaction Scale；以下，BIDS）が開発された。

全身のふくよかさ不満足感尺度は"今よりもっと痩せたい"，"今よりもっと腰まわりを細くしたい"などといった項目から構成される。本下位尺度は，全身や身体パーツを細くしたいなど，身体像不満足感に伴う痩せ願望について尋ねるものである。身体に関する他者評価不満足感尺度は"他の人は私の足が太いと思っている"，"他の人は私の腰まわりが太いと思っている"などといった項目から構成される。本下位尺度は，自己の身体に関する，他者評価に対する否定的感情について尋ねるものである。顔に関する不満足感尺度は"今よりもっと顔を小さくしたい"，"自分の顔立ちに満足している"などといった項目から構成される。本下位尺度は，他者から最も観察されやすく，変えることが難しい自己の象徴的な身体部位である顔に対する否定的感情を尋ねるものである。

4

食行動異常傾向測定尺度の開発（研究3)[1]

1. はじめに

　食行動の問題を検討する際，その問題（特徴）を適確に測定・査定する必要がある。適確な測定・査定が可能であれば，食行動異常[2]傾向が強い者に対しては予防的関わりが可能となり，潜在的なED臨床群に対しては，専門機関を紹介することなどといった危機的介入が可能となる。

　食行動に関する問題は，社会文化的な影響を多大に受ける。そして，社会文化的影響を鑑みて開発された食行動の異常性を測定する尺度の多くは信頼性・妥当性の検討が行われている。

　本章では，食行動異常やEDの予防的観点から，女子大学生および女子専門学校生（以下，女子学生）の食行動異常を適確にかつ詳細に測定するために食行動異常傾向測定尺度の開発を行う。

2. 目　的

　食行動の問題を予防することを目的に，現代の女子学生の食行動異常を簡便かつ詳細に測定し得る新たな尺度を開発し，信頼性・妥当性を検討することを

---

1) 本研究は，著者が2007年に早稲田大学に提出した博士（人間科学）学位論文，また，「山蔦圭輔・中井義勝・野村忍 (2009). 食行動異常傾向測定尺度の開発および信頼性・妥当性の検討. 心身医学, 49, 315-323.」の一部を加筆修正し再構成したものである。なお，本研究の一部は，科研費 (20730455) の助成を受け実施した。
2) 診断基準を満たさないEDハイリスク群が呈するような，EDの臨床症状と類似する行動的・心理的特徴が認められる食行動の問題を食行動異常と定義する。また，EDおよび食行動異常の両者をあわせて食行動の問題と表記する。

目的とした。

3. 研究方法

3.1. 解析対象者

調査Ⅱの内，A校における調査対象者中，調査項目に記入漏れのなかった者197名（平均年齢21.56 ± 4.40歳），B校における調査対象者中，記入漏れのなかった者52名（平均年齢18.67 ± 2.59歳），C校における調査対象者中，記入漏れのなかった者52名（平均年齢19.57 ± 1.51歳）を解析の対象とした。

3.2. 本研究における解析対象調査項目

基礎事項（年齢・身長・体重），EAT-26，EDI過食尺度，EDI痩せ願望尺度，自己意識尺度，BIDS，食行動異常傾向を測定する項目を解析の対象項目とした。

食行動異常を測定する項目は，女子大学生および女子専門学校生およびBNの診断を受けたED患者，ANの診断を受けたED患者との面接により作成し，作成した項目はK-J法（川喜田，1967）を用いて臨床心理士および臨床心理学系大学院生により分類された後，EDに精通する心療内科医・臨床心理士によって項目として29項目が選定された（Table. 16）。また，各項目に関して，1.「全くない」から6.「いつも」の6件法で回答を求めた。

なお，本章の検討では，解析にあたり，A校における調査データを用いて開発する因子構造および信頼性を検討するため，収集されたデータの内，食行動異常傾向測定尺度開発のための項目データを用いた。また，A校・B校・C校の調査データ（EAT-26・EDI過食尺度・EDI痩せ願望尺度データ）を用い，抽出された因子の妥当性を検討した。

4. 解析方法

4.1. 因子構造の確認

尺度を作成するために選出した項目について，因子構造を明らかとするため

Table. 16　食行動異常傾向測定尺度　選定項目

質問項目	K-J法による分類番号
1. 実際に高カロリーである食物は食事から除いている．	③
2. 食事量を制限しなければならない．	③
3. 必要以上に食べてしまった後，放心状態になる．	②
4. 摂取カロリー以上の運動をしたい．	③
5. 対人関係などに不快感を感じると，必要以上に気持ち悪くなるほど食べてしまう．	①
6. 必要以上に食べることやそれを吐き戻すなどをやめて，普通どおりの食生活に戻したいと感じる．	④
7. 食べる量を極端に少なくしている．	③
8. 必要以上に食べてしまった後，ひどく落ち込む．	①
9. 食物を噛んでそのまま吐き出す．	④
10. 自分の食事の摂取量が把握できない．	①
11. 必要以上に食べた後，薬品（利尿剤や浣腸など）を用いる．	④
12. 必要以上に食べてしまうことを自分自身でコントロールすることが難しい．	①
13. 食べ物で胃の辺りが膨れ上がると，嘔吐や薬品によって体内から出すことがある．	④
14. 必要以上に食べた後，吐く．	④
15. ダイエットをしている．	③
16. 必要以上に食べてしまう．	①
17. いつも食事は最後に少量残す．	③
18. 必要以上に食べてしまった後，罪悪感を覚える．	②
19. 食べた後でひどく悪いことをしたような気になる．	②
20. 食事を摂った後，必要以上に身体を動かさないと気がすまない．	③
21. カロリーにかかわらず，大量のものを短時間（1時間から2時間）で摂取する．	①
22. 少量でも何か食べた後には，それを吐き出したり，薬品などを使用して排出しなくてはならないと思う．	④
23. 必要以上に食べている時，頭の中が真っ白（何も考えていない）になる．	②
24. 「太りそう」と思うものは食事から除いている．	③
25. 少量でも（例えば，クッキー2枚程度でも）何かを食べた後，吐く．	④
26. 食べはじめると食欲と関係なく，気持ちが悪くなっても食べ続ける．	①
27. 食物を小さくきざんで少量ずつ口に入れる．	③
28. 必要以上に食べてしまった後，恥ずかしいと感じる．	②
29. 総カロリー摂取量をいつも気にして1日の食事を摂る．	③

①食事のコントロール不能・とらわれ　②摂食行動に関する感情
③食事のコントロール（ダイエット行動）　④不適応的な食行動とその感情

に探索的因子分析（主因子法・バリマックス回転・スクリープロットにより因子数を決定）を行った。因子負荷量 0.40 以下であったものや、二重付加であった項目を削除しながら分析を進めた。

4.2. 信頼性の確認

尺度の信頼性を確認するために、抽出された因子ごとに Cronbach の α 係数を算出した。

4.3. 妥当性の確認

本尺度の妥当性を検討するために以下の検討を行った。

4.3.1. EAT-26 得点を用いた検討

EAT-26 得点の高群・中群・低群を独立変数、4.1. で抽出した各因子得点を従属変数とした一要因分散分析を行った。群分けは、前章同様、EAT-26 カットオフポイントを便宜上使用し、群分けを行った。EAT-26 の置換合計得点が 20 点以上の者を高群とした。また、20 点未満の者で、EAT-26 の置換合計得点の平均値を算出し、平均値以上に属する者を中群（EAT-26 換算合計得点 6 点〜19 点）、平均値未満に属する者を低群（EAT-26 換算合計得点 6 点未満）とした。

4.3.2. EDI 下位尺度得点を用いた検討

EDI 下位尺度で測定される過食尺度得点の高群・中群・低群、痩せ願望尺度得点の高群・中群・低群をそれぞれ独立変数、4.1. で抽出した各因子得点を従属変数とした一要因分散分析を行った。群分けは、各下位尺度の合計得点の平均値 + 1SD 以上に属する者を高群、平均値 − 1SD 以下に属する者を低群、平均値 ± 1/2SD に属する者を中群とした。

5. 結　果

5.1. 尺度の因子構造

　想定した食行動異常を測定し得る項目得点に関して，探索的因子分析（主因子法・バリマックス回転）を行った。また，二重付加や因子負荷量 0.40 以下であった項目は削除した。スクリープロットより，4 因子が妥当であると判断し，4 因子で分析を行った。その結果，最終的に 19 項目が抽出され，各因子に含まれる項目内容より検討を行った結果，第 1 因子を「食物摂取コントロール不能」因子[3]，第 2 因子を「不適応的食物排出行動」因子，第 3 因子を「食物摂取コントロール」因子とそれぞれ命名した。

　K-J 法により分類された初期の項目群と比較すると，第 1 因子では，①食事のコントロール不能・とらわれに属する項目と②摂食行動に関する感情に属する項目が混在する結果となった。項目内容を検討したところ，第 1 因子の構成概念である「食物摂取コントロール不能」として問題のない内容であったため，第 1 因子を尺度構成因子として採用した。また，第 2 因子および第 3 因子は当初の想定通りの因子構成となったため，第 1 因子から第 3 因子の全 19 項目を抽出因子として，信頼性および妥当性の検討を行った。

　本研究における尺度の構成概念である食行動異常を測定する項目とした。抽出因子と因子に含まれる項目を Table. 17 に示す。

5.2. 信頼性の検討

　信頼性の検討を行うために，各因子について，Cronbach の α 係数を算出した。その結果，第 1 因子「食物摂取コントロール不能」因子では $\alpha=0.89$，第 2 因子「不適応的食物排出行動」因子では $\alpha=0.85$，第 3 因子「食物コントロール」因子では $\alpha=0.78$ となり，各因子とも高い α 係数が算出された（Table. 18）。

---

[3] 山蔦ら（2009）では，食物摂取コントロール不能感とされているが，本下位尺度傾向は，主として行動面＋その状況を問うものであることから，本書では食物摂取コントロール不能とする。

Table. 17 食行動異常傾向測定項目　因子分析結果 (主因子法・バリマックス回転)

項目名	第1因子	第2因子	第3因子	分類番号
第1因子：食物摂取コントロール不能　(α=0.89)				
16. 必要以上に食べてしまう	0.82	0.06	0.12	①
12. 必要以上に食べてしまうことを自分自身でコントロールすることが難しい	0.77	0.25	0.14	①
5. 対人関係などに不快感を感じると,必要以上に気持ち悪くなるほど食べてしまう	0.76	0.16	0.03	①
8. 必要以上に食べてしまった後,ひどく落ち込む	0.70	0.10	0.34	①
23. 必要以上に食べている時,頭の中が真っ白(何も考えていない)になる	0.67	0.23	0.19	②
21. カロリーに関わらず,大量のものを短時間(1時間から2時間)で摂取する	0.61	0.30	0.10	①
3. 必要以上に食べてしまった後,放心状態になる	0.57	0.16	0.38	②
10. 自分の食事の摂取量が把握できない	0.48	0.17	0.10	①
第2因子：不適応的食物排泄行動　(α=0.85)				
22. 少量でも何か食べた後には,それを吐き出したり,薬品などを使用して排出しなくてはならないと思う	0.22	0.86	0.08	④
14. 必要以上に食べた後,吐く	0.15	0.82	0.07	④
13. 食べ物で胃の辺りが膨れ上がると,嘔吐や薬品によって体内から出すことがある	0.25	0.79	0.06	④
25. 少量でも(例えば,クッキー2枚程度でも)何かを食べた後,吐く	0.09	0.78	0.00	④
9. 食物を噛んでそのまま吐き出す	0.18	0.54	0.09	④
第3因子：食物摂取コントロール　(α=0.78)				
24. 「太りそう」と思うものは食事から除いている	0.05	-0.05	0.78	③
1. 実際に高カロリーである食物は食事から除いている	0.06	-0.03	0.72	③
29. 総カロリー摂取量をいつも気にして1日の食事を採る	0.10	0.09	0.64	③
15. ダイエットをしている	0.21	0.01	0.54	③
20. 食事を採った後,必要以上に身体を動かさないと気がすまない	0.17	0.11	0.52	③
7. 食べる量を極端に少なくしている	0.20	0.25	0.48	③
因子寄与	4.01	3.27	2.69	
因子寄与率	21.09	17.22	14.16	
累積寄与率	21.09	14.16	52.47	

5.3. 妥当性の検討

　EAT-26置換合計得点で分類した各群を独立変数,5.1.で抽出された各因子の合計得点を従属変数とした一要因分散分析を行った。その結果,全ての因子合計得点に関して,群の主効果が有意であった(第1因子：$F_{(2,299)}$=64.83, $p<0.01$；第2因子 $F_{(2,299)}$=44.14, $p<0.01$；第3因子：$F_{(2,299)}$=92.67, $p<0.01$)。Tukey法における多重比較の結果,全ての因子において,低群が,他の2群よりも有意に得点が低く ($p<0.05$),中群が高群よりも有意に得点が低かった ($p<0.01$) (Table. 19)。

　一方,EDI下位因子である過食尺度合計得点で分類した各群を独立変数,各因子合計得点を従属変数とした一要因分散分析の結果では,全ての因子合計

Table.18 信頼性係数

因子名	α係数
第1因子：食物摂取コントロール不能	0.89
第2因子：不適応的食物排出行動	0.85
第3因子：食物摂取コントロール	0.78

Table.19 EAT-26得点 高・中・低群における下位因子の一要因分散分析

因子名	低群 (n=176)	中群 (n=113)	高群 (n=13)	F
第1因子：食物摂取コントロール不能	13.16 (SD=5.42)	20.30 (SD=7.78)	29.15 (SD=9.81)	64.83** 低群＜中群＜高群
第2因子：不適応的食物排出行動	5.10 (SD=0.42)	5.58 (SD=1.91)	9.31 (SD=4.96)	44.14** 低群＜中群＜高群
第3因子：食物摂取コントロール	9.64 (SD=2.91)	14.88 (SD=4.80)	4.80 (SD=5.65)	92.67** 低群＜中群＜高群

**p＜0.01

Table.20 EDI過食得点 高・中・低群における下位因子の一要因分散分析

因子名	低群 (n=34)	中群 (n=138)	高群 (n=45)	F
第1因子：食物摂取コントロール不能	9.09 (SD=2.05)	15.2 (SD=4.57)	29.80 (SD=7.41)	196.11** 低群＜中群＜高群
第2因子：不適応的食物排出行動	5.06 (SD=0.34)	5.15 (SD=0.63)	6.96 (SD=4.07)	16.16** 低群＜中群，低群＜高群
第3因子：食物摂取コントロール	15.46 (SD=5.35)	21.06 (SD=7.60)	23.4 (SD=7.69)	11.97** 低群＜中群，低群＜高群

**p＜0.01

得点に関して，群の主効果が有意であった（第1因子：$F_{(2,214)}$ =196.11，p＜0.01；第2因子：$F_{(2,214)}$ =16.16，p＜0.01；第3因子：$F_{(2,214)}$ =11.97，p＜0.01）。Tukey法における多重比較の結果，第1因子「食物摂取コントロール不能」因子において，低群が他の2群よりも有意に得点が低く（p＜0.01），中群が高群よりも有意に得点が低かった（p＜0.01）。また，第2因子「不適応的食物排出行動」因子および第3因子「食物摂取コントロール」因子合計得点において，低群が中群および高群よりも有意に得点が低かった（p＜0.01）（Table.20）。

Table.21 EDI 痩せ願望得点 低・中・高群における下位因子の一要因分散分析

因子名	低群 (n=60)	中群 (n=102)	高群 (n=61)	F
第1因子：食物摂取コントロール不能	10.38 (SD=2.65)	16.88 (SD=7.39)	22.21 (SD=7.30)	51.16** 低群＜中群＜高群
第2因子：不適応的食物排出行動	5.18 (SD=1.30)	5.37 (SD=1.88)	5.74 (SD=2.07)	1.51 n.s.
第3因子：食物摂取コントロール	7.45 (SD=1.57)	11.97 (SD=3.76)	15.98 (SD=5.37)	73.45** 低群＜中群＜高群

**p＜0.01

　次に，EDI 下位因子である痩せ願望尺度合計得点で分類した各群を独立変数，各因子合計得点を従属変数とした一要因分散分析を行った。その結果，第1因子および第3因子合計得点に関して，群の主効果が有意であった（第1因子：$F_{(2,220)}$=51.16, p＜0.01；第2因子 $F_{(2,220)}$=1.51, n.s.；第3因子：$F_{(2,220)}$=73.45, p＜0.01）。Tukey 法における多重比較の結果，第1因子「食物摂取コントロール不能」因子および第3因子「食物摂取コントロール」因子の合計得点において，低群が他の2群よりも有意に得点が低く（p＜0.01），中群が高群よりも有意に得点が低かった（p＜0.01）（Table. 21）。

6. 考　察

　本章では，食行動異常傾向を測定することを目的として，食行動異常傾向測定尺度（Abnormal Eating Behavior Scale；以下 AEBS）を開発した。
　本尺度項目は，女子学生や ED 臨床群との面接を経て選定されているため，学校精神保健の場において適用できる可能性は高いと考えられる。また，選定した項目を K-J 法を用いて分類した結果，29項目が選定された。
　次に，29項目について探索的因子分析を行った。その結果，3つの独立した因子が抽出され，それぞれ第1因子「食物摂取コントロール不能」因子，第2因子「不適応的食物排出行動」因子，第3因子「食物摂取コントロール」因子と命名した。
　尺度の信頼性を検討するため，因子ごとに Cronbach の α 係数を算出した。

6. 考 察

その結果α係数の値は，十分なものであると判断でき，信頼性が認められた。また，各因子に属するそれぞれの項目とK-J法で分類された項目を比較したところ，第1因子に関しては，K-J法による分類①食事のコントロール不能・とらわれ感，②摂食行動に関する感情が混在するものであった。両者の項目内容を確認したところ，第1因子が示す「食物摂取コントロール不能」を十分に表す項目であると判断されたため，第1因子は探索的因子分析により抽出された状態で使用することとした。また，第2因子および第3因子に関しては，K-J法による分類の④不適応的な食行動とその感情と③食事[4]のコントロール（極端なダイエット行動）とほぼ一致したため，構成概念妥当性が認められる尺度と判断された。

因子に所属する項目の内容を検討すると，第1因子「食物摂取コントロール不能」因子は，"食物にふりまわされており，食事をコントロールすることが困難である"といった，EDの臨床的特徴として挙げられるbinge eatingに近い概念を問う項目群であり，第2因子「不適応的食物排出行動」因子は，自己誘発性嘔吐や薬剤を用いて食物を排出するといったpurgingに近い概念を問う項目群であり，第3因子「食物摂取コントロール」因子は，極端なダイエット行動を問う項目群であることがわかる。

さらに，妥当性を検討するためEAT-26置換合計得点によって分類された各群を独立変数，抽出因子項目合計得点を従属変数とした一要因分散分析を行った。その結果，本尺度の下位因子である「食物摂取コントロール不能」因子，「不適応的食物排出行動」因子，「食物摂取コントロール」因子は，食行動異常傾向を呈する可能性が低い者と比較し，食行動異常傾向を呈する可能性が高い者の得点が高く，食行動異常傾向を呈する可能性が高い者と比較し，EDハイリスク者の得点が高いことが認められた。この結果から，本尺度は，中井（2003）によるEAT-26カットオフポイントでいうEDハイリスク者と，食行動異常傾向が中程度の者，食行動異常を呈する可能性が低い者をそれぞれ段階的に測定し得る尺度である可能性が推測された。

また，EDI下位尺度である過食尺度得点によって分類された各群を独立変

---

4) 食事とは，間食などを含めた全般的な食物摂取行動を指す。

数，抽出因子項目合計得点を従属変数とした一要因分散分析を行ったところ，「食物摂取コントロール不能」因子は過食傾向が弱い者と比較し，中程度の者で得点が高く，中程度の者と比較し，過食傾向が強い者の得点が高いことが認められた。この結果から，「食物摂取コントロール不能」因子は，過食傾向を段階的に測定し得る尺度である可能性が推測された。

一方，「不適応的食物排出行動」因子および「食物摂取コントロール」因子は，過食傾向が弱い者と比較し，中程度および過食傾向が強いの者で得点が高いことが認められた。この結果から，「不適応的食物排出行動」因子および「食物摂取コントロール」因子は特に過食が疑われる者を測定することに優れている可能性が推測される。

加えて，EDI下位尺度である痩せ願望尺度得点によって分類された各群を独立変数，抽出因子項目合計得点を従属変数とした一要因分散分析を行ったところ，「食物摂取コントロール不能」因子および「食物摂取コントロール」因子は，痩せ願望が弱い者と比較し，中程度の者で得点が高く，中程度の者と比較し，痩せ願望を強く有する者の得点が高いことが認められた。この結果から，「食物摂取コントロール不能」因子および「食物摂取コントロール」因子は痩せ願望を段階的に測定し得る尺度である可能性が推測される。

以上の結果から，基準関連妥当性が認められた。

本章で開発された AEBS は，19項目3因子6件法，下位尺度として「食物摂取コントロール不能」尺度，「不適応的食物排出行動」尺度，「食物摂取コントロール」尺度が含まれた，高い信頼性・妥当性が認められる尺度である。

第5章（研究4）では，本尺度を学校精神保健の場においてスクリーニングテストとして有効活用するために，ED臨床群を対象に調査を行い，カットオフポイントを設定する。

5

食行動異常傾向測定尺度カットオフポイントの設定（研究4）[1]

1. はじめに

第4章では，食行動異常傾向測定尺度（AEBS）の信頼性・妥当性について検討を行い，十分な信頼性・妥当性を有する尺度を開発した。食行動の問題を予防するためには，食行動異常傾向を測定することは重要である。また，食行動異常[2]傾向の測定に加えて，EDの査定機能を兼ね備えた尺度である場合，その有用性は更に高まると考えられる。

本章では，本尺度を食行動異常傾向の測定に加え，スクリーニングテストとしての機能を拡充するために，臨床群を対象とした調査結果を用い，カットオフポイントを設定する。

2. 目的

第4章で開発したAEBSについて，臨床群を対象とした調査結果から検討することで，カットオフポイントを設定することを目的とする。

---

[1] 本研究は，著者が2007年に早稲田大学に提出した博士（人間科学）学位論文，また，「山蔦圭輔・中井義勝・野村忍（2009）．食行動異常傾向測定尺度の開発および信頼性・妥当性の検討．心身医学，49，315-323．」の一部を加筆修正し再構成したものである。なお，本研究の一部は，科研費（20730455）の助成を受け実施した。
[2] 診断基準を満たさないEDハイリスク群が呈するような，EDの臨床症状と類似する行動的・心理的特徴が認められる食行動の問題を食行動異常と定義する。また，EDおよび食行動異常の両者をあわせて食行動の問題と表記する。

3. 研究方法

3.1. 解析対象者

調査Ⅲの内，大学および専門学校の女子学生を対象とした調査では記入漏れのなかった者127名（平均年齢19.38 ± 2.43歳），臨床群対象の調査では記入漏れのなかった者27名（平均年齢24.26 ± 6.13歳）を分析の対象とした。

3.2. 本研究における解析対象調査項目

学生群・臨床群ともにAEBSを解析の対象項目とした。

4. 解析方法

AEBSの各下位因子得点のカットオフポイントを設定するために，ROC分析（receiver operating characteristic analysis）を行った。

ROC分析を行うことで，カットオフポイントを任意に変化させた場合の感度（臨床群と判定される割合）と特異度（調査対象者の内，健常者が臨床群と判断されない割合）が算出される。各カットオフポイントを変更し算出された感度と特異度によりROC曲線を描いた。ROC曲線は，任意にカットオフポイントを設定し変化させた場合の精度を図示したものである。ROC分析によるカットオフポイントの設定は，尺度や検査の性質により定まる。したがって，本尺度においては，その目的がED臨床群のスクリーニングであるため，感度と特異度の組み合わせが最も高い割合の得点を便宜上カットオフポイントと設定した。

また，EAT-26の採点方法を参考として，回答で得た素点について，6点（「いつも」）を3点，5点（「非常にひんぱんに」）を2点，4点（「しばしば」）を1点，それ以外を0点として解析を行った。

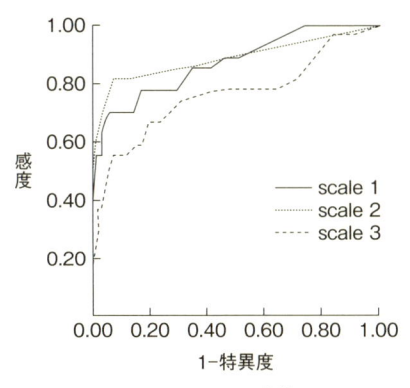

Figure. 3　ROC 曲線

5. ROC 分析

5.1.　食物摂取コントロール不能

　食物摂取コントロール不能尺度合計得点に関して感度および特異度を算出した結果，感度および特異度の組み合わせが最も高くなる得点は 16 点（感度：77.78％；特異度：83.46％）であった（Figure. 3 scale 1）。

5.2.　不適応的食物排出行動

　不適応的食物排出行動尺度合計得点に関して感度および特異度を算出した結果，感度および特異度の組み合わせが最も高くなる得点は 2 点（感度：81.48％；特異度：92.91％）であった（Figure. 3 scale 2）。

5.3.　食物摂取コントロール

　食物摂取コントロール尺度合計得点に関して感度および特異度を算出した結果，感度および特異度の組み合わせが最も高くなる得点は 7 点（感度：74.07％；特異度：70.08％）であった（Figure. 3 scale 3）。

6. 考　察

　本章では，第4章で開発したAEBSの各下位因子合計得点および尺度合計得点を第4章で示した方法で置換した得点に対してROC分析を行うことでカットオフポイントを設定することを目的とした。

　その結果，第1因子「食物摂取コントロール不能」因子に関して，16点がカットオフポイントとして好ましいことが明らかとなった。また，第2因子「不適応的食物排出行動」因子に関して2点が不適応的食物排出行動因子のカットオフポイントとして好ましいことが明らかとなった。本因子でカットオフポイントの値が2点と低くなる理由として，因子に所属する項目内容が全てED臨床群の特徴を尋ねるものであることに起因すると考えられる。

　次に，第3因子「食物摂取コントロール」因子に関して7点が食物摂取コントロール因子のカットオフポイントとして好ましいことが明らかとなった(Table. 22)。

　以上の結果から，第4章で開発したAEBSの下位尺度である食物摂取コントロール不能尺度のカットオフポイントを16点，不適応的食物排出行動尺度のカットオフポイントを2点，食物摂取コントロール尺度のカットオフポイントを7点と設定する。

Table. 22　AEBSカットオフポイント

尺度名	尺度合計得点	感度	特異度
食物摂取コントロール不能	16	77.78%	83.46%
不適応的食物排出行動	2	81.48%	92.91%
食物摂取コントロール	7	74.07%	70.08%

6

身体像不満足感と食行動異常との関連性・影響性（研究5・研究6）

1. はじめに

本章では，第3章から第5章で開発した尺度を用いて身体像不満足感と食行動異常[1]との関係性を検討する。現代社会における身体像不満足感や食行動異常をターゲットとした基礎研究を積み重ねることで，食行動の問題を支援するための一助となることが期待できる。

2. 本章の目的

これまでに開発した尺度を用い，(1) 女子学生およびED臨床群を対象に身体像不満足感と食行動異常との関連性・影響性を検討し，(2) 身体像不満足感と食行動異常との関連性について，性差を考慮し検討を行うことを目的とした。

1 研究5　身体像不満足感と食行動異常との関連性と影響性[2]

[1] 目　的

第3章，第4章および第5章で開発した尺度を用いた調査を行い，現代の女子大学生および女子専門学校生（以下，学生群）の身体像不満足感と食行動異

---

[1] 診断基準を満たさないEDハイリスク群が呈するような，EDの臨床症状と類似する行動的・心理的特徴が認められる食行動の問題を食行動異常と定義する。また，EDおよび食行動異常の両者をあわせて食行動の問題と表記する。

[2] 本研究は，「山蔦圭輔．食行動異常の発現および維持にかかわる身体像不満足感の影響．健康心理学研究（採択）」を加筆修正し再構成したものである。なお，本研究は，科研費（20730455）の助成を受け実施した。

常について検討する。また，食行動異常の発現・維持に係る心理モデルを策定し，学生群と ED 臨床群（以下，臨床群）との相違を検討することをそれぞれ目的とした。

[2] 研究方法
(1) 解析対象者

2008 年 10 月―2009 年 12 月に実施した調査Ⅳの内，2008 年 10 月―2009 年 9 月の間に実施した調査を検討の対象とした。ここでは，学生群 648 名分の調査用紙が回収された（回収率 83.59%）。648 名中，基礎事項および尺度項目に記入漏れなどの不備がなかった者は 600 名（平均年齢 19.81 ± 2.77 歳）であった。この内，調査項目で"ED の診断を受けている"と回答した者 7 名（平均年齢 19.86 ± 2.04 歳）を除いた。また，本研究では ED の好発年齢にあたる女子学生を対象とするため，平均年齢 + 1SD（22.52 歳）よりも年齢が高かった者 39 名（平均年齢 28.33 ± 4.98 歳）を除く 554 名（平均年齢 19.22 ± 1.01 歳）を解析の対象とした。

一方，臨床群を対象に調査を行った内，回答項目に不備がなかった者 34 名（平均年齢 24.44 ± 5.17 歳）を解析対象とした。また，今回の検討では臨床群 34 名に学生群で"ED の診断を受けている"と回答した者 7 名を加えた全 41 名（平均年齢 23.66 ± 5.07 歳）を臨床群として解析の対象とした。なお，ED 臨床群の病型は，AN の非排出型が 3 名，むちゃ食い／排出型が 10 名，BN の排出型が 9 名，非排出型が 4 名，特定不能の ED が 7 名，不明（調査用紙に回答なし）が 8 名であった。

本研究では，臨床群は年齢によらず ED の特徴を反映する集団であると捉え，学生群と臨床群との間で年齢のマッチングは取らずに検討することとした。

(2) 本研究における解析対象調査項目

学生群・臨床群ともに，基礎事項（年齢，身長，体重，ED 罹患歴），BIDS および AEBS の各項目を解析の対象調査項目とした。なお，本研究では，学生群の食行動の実態を明らかとするために，AEBS のカットオフポイントを用いた検討を行ったが，その他では素点を用いて検討を行った。

2. 本章の目的

(3) 解析方法
1) BMI に関する検討

　女子学生の体型と食行動異常傾向の実態を把握するために，まず日本肥満学会の基準にしたがい，BMI で 18.5 未満の者を「痩せ」，18.5 以上 25.0 未満の者を「普通」，25.0 以上の者を「肥満」と分類し，各分類の割合を算出した。その後，体型分類ごとに，食行動異常傾向が強いと判断される者がどの程度存在するか明らかにするため，AEBS の各カットオフポイント以上である者を抽出し割合を算出した。

　次に，BMI と身体像不満足感および食行動異常との関連性を検討するために，BMI 値により分類された体型を独立変数，身体像不満足感および食行動異常をそれぞれ従属変数とした一要因分散分析を行った。

2) 身体像不満足感と食行動異常の群間差

　学生群と臨床群との間で各測定数値に相違が認められるか否かを検討するために，群を独立変数，BMI および各尺度得点を従属変数とした Mann-Whitney の U 検定を行った。

3) 身体像不満足感と食行動異常との影響性の検討

　学生群と臨床群それぞれについて，身体像不満足感と食行動異常との関連性を確認するため，学生群については BIDS の各下位尺度得点と AEBS の各下位尺度得点を用い Pearson の積率相関係数を算出し，臨床群については学生群と同様の尺度得点を用い Spearman の順位相関係数を算出した。つぎに，学生群を対象に，身体像不満足感が食行動異常に与える影響を確認するため，有意な相関関係が認められた BIDS および AEBS 下位尺度得点を用いパス解析を行った。更に，学生群のモデルを用いて，学生群と臨床群との相違を検討するため，各群を対象とした多母集団同時分析を行った。

[3] 結　果
(1) BMI における調査対象者の分類

　学生群の平均身長は 157.63 ± 5.34cm，平均体重は 52.11 ± 7.87kg，平均

Table.23 身長，体重，BMI，各尺度項目得点の平均値および標準偏差

	学生群 (n=554)		臨床群 (n=41)	
	Mean	SD	Mean	SD
年齢	19.22	1.01	23.66	5.07
身長	157.63	5.34	158.18	5.75
体重	52.11	7.87	47.70	9.04
BMI	20.96	2.96	19.05	3.33
全身のふくよかさ不満足感	39.07	6.64	34.10	10.64
身体に関する他者評価不満足感	22.30	6.03	21.05	7.04
顔に関する不満足感	16.37	3.14	16.56	3.56
食物摂取コントロール不能	17.45	7.91	28.15	12.89
食物摂取コントロール	5.53	5.14	16.15	9.35
不適応的食物排出行動	12.56	1.92	11.78	6.15

BMIは20.96±2.96であった。また，BMI値による体型分類で「痩せ」に分類される者は対象者554名中100名（18.05％），「普通」に分類される者は408名（73.65％），「肥満」に分類される者は46名（8.30％）であった。

臨床群の平均身長は158.18±5.75cm，平均体重は47.70±9.04kg，平均BMIは19.05±3.33であった。また，臨床群の内，19名（46.34％）が「痩せ」，19名（46.34％）が「普通」，3名（7.32％）が「肥満型」に分類された。Table.23に，各群の年齢，身長，体重，BMI，各尺度得点の平均値および標準偏差をまとめる。

(2) 体型と食行動異常傾向

BMI値で区分される体型分類ごとにAEBS各下位因子におけるカットオフポイント以上に属する者の割合を算出した。その結果，体型分類で「痩せ」に分類される者100名の内4名（4.00％），「普通」に分類される者408名の内8名（1.96％），「肥満」に分類される者46名の内8名（17.39％）で食物摂取コントロール不能尺度のカットオフポイント（16点）以上であることが明らかとなった。

また，体型分類で「痩せ」に分類される者100名の内3名（3.00％），「普通」に分類される者408名の内13名（3.19％），「肥満」に分類される者46名の内1名（2.17％）で不適応的食物排出行動尺度のカットオフポイント（2

2. 本章の目的

Table. 24 体型分類における身体像不満足感下位因子の一要因分散分析

因子名	痩せ (n=100)	普通 (n=408)	肥満 (n=46)	F
全身のふくよかさ不満足感	32.11 (SD=8.58)	40.35 (SD=5.14)	42.83 (SD=2.18)	93.02** 痩せ＜普通＜肥満
身体に関する他者評価不満足感	17.48 (SD=5.02)	22.82 (SD=5.62)	28.15 (SD=4.05)	68.64** 痩せ＜普通＜肥満
顔に関する不満足感	14.98 (SD=3.23)	16.58 (SD=3.06)	17.48 (SD=2.75)	14.23** 痩せ＜普通・肥満

**$p<0.01$

点）以上であることが明らかとなった。

食物摂取コントロール尺度では，体型分類で「痩せ」に分類される者100名の内4名（4.00%），「普通」に分類される者408名の内19名（4.66%），「肥満」に分類される者46名の内1名（2.17%）でカットオフポイント以上（7点）であることが明らかとなった。

(3) 体型と身体像不満足感および食行動異常との関連性の検討

BMI値とBIDS各下位因子得点との関連性について検討するため，体型分類を独立変数，BIDS各下位因子得点を従属変数とした一要因分散分析を行った。その結果，全ての下位因子において群の主効果が有意であった（全身のふくよかさ不満足感：$F_{(2,551)}$ =93.02, $p<0.01$；身体に関する他者評価不満足感：$F_{(2,551)}$ =68.64, $p<0.01$；顔に関する不満足感：$F_{(2,551)}$ =14.23, $p<0.05$）。

Tukey法による多重比較を行った結果，「痩せ」群よりも他群（$p<0.01$），「普通」群よりも「肥満」群（$p<0.05$）の全身のふくよかさ不満足感が強いことが明らかとなった。また，「痩せ」群よりも他群，「普通」群よりも「肥満」群の身体に関する他者評価不満足感が強いことが明らかとなった（$p<0.01$）。加えて，「痩せ」群よりも他群の顔に関する不満足感が強いことが明らかとなった（$p<0.01$）（Table. 24）。

BMI値とAEBS各下位因子得点との関連性について検討するため，体型分類を独立変数，AEBS各下位因子得点を従属変数とした一要因分散分析を行

Table.25　体型分類における食行動異常下位因子の一要因分散分析

因子名	痩せ (n=100)	普通 (n=408)	肥満 (n=46)	F
食物摂取コントロール不能	15.91 (SD=8.00)	17.63 (SD=7.70)	19.20 (SD=9.15)	3.14* 痩せ＜肥満
不適応的食物排出行動	5.47 (SD=1.42)	5.56 (SD=2.06)	5.39 (SD=1.56)	0.23 n.s.
食物摂取コントロール	10.07 (SD=4.48)	13.05 (SD=5.17)	13.63 (SD=4.60)	15.38** 痩せ＜普通・肥満

**p<0.01，*p<0.05

った。その結果，食物摂取コントロール不能因子および食物摂取コントロール因子において群の主効果が有意であった（食物摂取コントロール不能感：$F_{(2,551)}$=3.14，p<0.05；不適応的食物排出行動：$F_{(2,551)}$=0.23，n.s.；食物摂取コントロール：$F_{(2,551)}$=15.38，p<0.01）。

Tukey法による多重比較を行った結果，「痩せ」群よりも「肥満」群の食物摂取コントロール不能得点が高い傾向にあり（p<0.10），「痩せ」群よりも「普通」群・「肥満」群で食物摂取コントロール得点が高い（p<0.01）ことが明らかとなった（Table.25）。

(4) BMI，BIDS得点およびAEBS得点の群間差

学生群と臨床群との間で各測定数値に相違が認められるか否かを検討するために，群を独立変数，BMIおよび各尺度得点を従属変数としたMann-WhitneyのU検定を行った。その結果，BMIは学生群で臨床群と比較して有意に高いことが認められた（Z=3.31，p<0.01）。また，全身のふくよかさ不満足感尺度得点について臨床群よりも学生群の得点が有意に高く（Z=2.80，p<0.05），その他の2下位尺度得点では群間に有意差は認められなかった（身体に関する他者評価不満足感：Z=1.21，n.s.；顔に対する不満足感：Z=0.46，n.s.）。一方，全てのAEBS下位尺度得点について学生群よりも臨床群の得点が有意に高いことが示された（食物摂取コントロール不能：Z=5.34，p<0.01；不適応的食物排出行動：Z=11.93，p<0.01；食物摂取コントロール：Z=2.30，p<0.05）。

Table.26　身体像不満足感と食行動異常との関連性

	学生群[a] (N=572)			臨床群[b] (N=41)		
	X	Y	Z	X	Y	Z
A	0.30**	0.40**	0.11*	0.44**	0.49**	0.24
B	0.37**	0.33**	0.11*	0.11*	0.58**	0.23
C	0.23**	0.24**	0.07	0.50**	0.29†	0.38*

**$p<0.01$, *$p<0.05$, †$p<0.10$
A：全身のふくよかさ不満足感
B：身体に関する他者評価不満足感
C：顔に関する不満足感
X：食物摂取コントロール不能
Y：食物摂取コントロール
Z：不適応的食物排出行動
[a] Pearson の積率相関係数を算出した
[b] Spearman の順位相関係数を算出した

つぎに，学生群と臨床群それぞれについて，身体像不満足感と食行動異常との関連性を確認するため，学生群については BIDS の各下位尺度得点と AEBS の各下位尺度得点を用い Pearson の積率相関係数を算出し，臨床群については学生群と同様の尺度得点を用い Spearman の順位相関係数を算出した（Table. 26）。その結果，学生群と臨床群の両群に共通して，BIDS の全下位尺度得点と食物摂取コントロール不能尺度得点，食物摂取コントロール尺度得点との各間で，有意な弱いもしくは中程度と判断できる正の相関が示された。また，臨床群では，顔に関する不満足感尺度得点と不適応的食物排出行動尺度得点との間で有意な中程度と判断できる正の相関が示された。

(5) 身体像不満足感が食行動異常に与える影響

学生群を対象に，身体像不満足感が食行動異常に与える影響を確認するため，有意な相関関係が認められた BIDS および AEBS 下位尺度得点を用いパス解析を行った。パス解析の過程では当初，身体像不満足感や痩せ願望が食行動の問題の規定要因になるといった見解（APA, 1994）に基づき，各身体像不満足感を基点とした。また，各身体像不満足感から食物摂取コントロール不能および食物摂取コントロールに向かうパスを描いた複数のモデルを想定した。解析

```
                    R²=0.49                          R²=0.16
         ┌──────────────────────┐ d1:0.33** ┌──────────────────────┐
         │ A. 全身のふくよかさ不満足感 │──────────→│ Y. 食物摂取コントロール  │
         └──────────────────────┘           └──────────────────────┘
   b1:0.20**  ↑   R²=0.24                      e1:0.10†   │ g1:0.32**
         ┌──────────────────────┐                         │    R²=0.23
         │ C. 顔に関する不満足感    │  c1:0.58**            ↓
         └──────────────────────┘                  ┌──────────────────────┐
   a1:0.49**  ↑                                    │ X. 食物摂取コントロール不能 │
         ┌──────────────────────┐ f1:0.26**        └──────────────────────┘
         │ B. 身体に関する他者評価不満足感 │─────────────→
         └──────────────────────┘
```

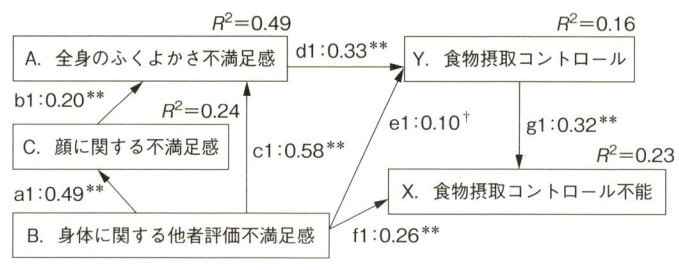

$**p<0.01$, $†p<0.10$ $\chi^2(3)=1.34$, $n.s.$, GFI=1.00, AGFI=1.00, RMSEA=0.00

Figure. 4　身体像不満足感が食行動異常に与える影響（学生群）

の過程で有意ではないパスを削除しながらモデルを修正し，最も当てはまりの良いモデルを採用した。ここで，全身のふくよかさ不満足感を A，身体に関する他者評価不満足感を B，顔に関する不満足感を C，食物摂取コントロール不能を X，食物摂取コントロールを Y，不適応的食物排出行動を Z とする。また，学生群における (a1) - (g1) は Figure. 4 で示したパス名である。

　解析の結果，学生群では B から C (a1)，C から A (b1)，B から A (c1) に向かうパスが有意であり，(c1) の直接効果 ($\beta=0.58$) に比して (a1) (b1) の間接効果 ($\beta=0.10$) が弱いことが確認された。また，A から Y (d1)，B から Y (e1)，B から X (f1)，Y から X (g1) に向かうパスが有意であることが示され，(e1) の直接効果 ($\beta=0.10$) に比して (c1) (d1) の間接効果 ($\beta=0.19$) が強いこと，(f1) の直接効果 ($\beta=0.26$) に比して (e1) (g1) の間接効果 ($\beta=0.03$) が弱いことが確認された (Figure. 4)。

　更に，Figure. 4 のモデルを用いて，学生群と臨床群との相違を検討するため，各群を対象とした多母集団同時分析を行った。Figure. 5 は臨床群のモデルであり，(a2) - (g2) はそれぞれ Figure. 5 で示したパス名である。

　また，配置普遍性の検討を行うため，制約のないモデルの適合度指標を算出したところ，GFI=0.10，AGFI=0.98，RMSEA=0.02 であった。各パラメータ間の差に対する検定統計量が 1.29 以上（10％水準）であったパス係数は，c1 と c2，e1 と e2，g1 と g2 であった。これらを考慮し，等値制約を設定し分析を行ったところ，モデルの適合度指標は，GFI=0.99，AGFI=0.98，RMSEA=0.04 であった。

2. 本章の目的 75

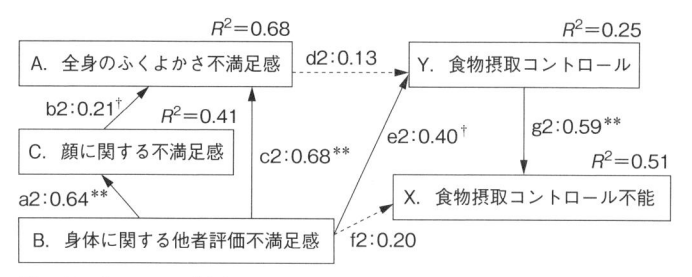

```
                    R²=0.68                              R²=0.25
       ┌─────────────────────────┐  d2:0.13  ┌─────────────────────────┐
       │ A. 全身のふくよかさ不満足感 │──────────▶│ Y. 食物摂取コントロール  │
       └─────────────────────────┘           └─────────────────────────┘
         b2:0.21†    R²=0.41                          │
       ┌─────────────────────────┐  e2:0.40†         │ g2:0.59**
       │ C. 顔に関する不満足感    │   c2:0.68**                R²=0.51
       └─────────────────────────┘                    ▼
         a2:0.64**                              ┌─────────────────────────┐
       ┌─────────────────────────┐              │ X. 食物摂取コントロール不能│
       │ B. 身体に関する他者評価不満足感│ f2:0.20  └─────────────────────────┘
       └─────────────────────────┘
```

**$p<0.01$, †$p<0.10$ $\chi^2(9)=16.44$, $p<0.10$, GFI=0.99, AGFI=0.98, RMSEA=0.04
パスの内, 有意差が認められなかったものは破線で示す

Figure. 5 多母集団パス解析 臨床群の結果

[4] 考　察

　研究 5 では, まず, 学生群の体型を把握するために, BMI を算出し日本肥満学会 (1994) により定められる分類にしたがい対象者を分類した。その結果, BMI 値が 25.0 未満に分類される者が調査対象者中 91.70% と大半を占めていることが明らかとなり, 学生群の大多数が, 痩せ体型および普通体型に分類される者が多いことがわかる。

　次に, BMI 値による体型分類ごとに AEBS における食行動異常傾向強者 (各下位因子のカットオフポイント以上) の割合をそれぞれ算出した。

　その結果, 食物摂取コントロール不能の状態にある者は「痩せ」の内, 4.00%, 「普通」の内, 1.96%, 「肥満」の内, 17.39%, 不適応的食物排出行動を呈する可能性の高い者は「痩せ」の内, 3.00%, 「普通」の内, 3.19%, 食物摂取コントロールを行っている者は「痩せ」の内, 4.00%, 「普通」の内, 4.66%, 「肥満」の内, 2.17%, の割合で存在することが明らかとなった。調査対象者全数で換算すると, 食物摂取コントロール不能の状態にある者は 3.6%, 不適応的食物排出行動を呈する者は 3.07%, 食物摂取コントロールを強く行っている者は 4.33% であった。

　今回の調査の結果をみても, ED に類似する食行動異常傾向が強い女子学生に対する個別の支援や ED ハイリスク群の予防的支援は急務といえる。

　続いて, BMI 値, 身体像不満足感および食行動異常について群間の相違を検討した。検討の結果, 学生群と比較して臨床群の BMI 値が低いことが示された。また, "身体に関する他者評価不満足感" および "顔に関する不満足感"

では，群間で相違が認められなかった。"身体に関する他者評価不満足感"とは，他者評価を介在した身体像不満足感（以下，他者評価に対する否定感）であり，対人関係場面において，自己の身体に対する他者からのメッセージを否定的に認識した場合に喚起される感情であるといえる。したがって，他者との関係の中で自己身体像に対する他者評価を敏感に感じ取り，否定的感情が喚起される状態は，ED罹患有無に関わらず生じる可能性が推測できる。また，"顔に関する不満足感"とは，顔の大きさなどに対する不満であり，こうした側面に対する否定的感情もまたED罹患有無に関わらず生じる可能性が推測できる。

一方，"全身のふくよかさ不満足感"は，臨床群よりも学生群で強いことが認められた。"全身のふくよかさ不満足感"は全身および身体パーツの痩せ願望（以下，痩せ願望）である。こうした中，ED患者の身体像不満足感に関わる特徴として，痩せ願望と肥満恐怖が挙げられる（APA, 1994）。痩せ願望と肥満恐怖の概念は異なり，ED臨床群において，両者が保有される場合もあるが，EDの病型や重症度により，"痩せること"を切望するよりも"太ること"に恐怖感を持つ場合がある。本研究で対象としたED臨床群の病型は多様であり，"全身のふくよかさ不満足感"尺度得点の標準偏差をみると10.64と大きく，肥満恐怖といった痩せ願望とは異なる感情を有することで，尺度得点が相殺された可能性も考えられる。今後，EDの病型を考慮した検討を行うとともに，EDや食行動異常予防に寄与する研究を行う上で，ED罹患者のみならず女子学生を対象として，体重増加に対する拒否感や恐怖感を取り扱う必要がある。

加えて，学生群と比較して臨床群では，全ての食行動異常が強いことが確認された。AEBSの特徴から臨床群で学生群よりも尺度得点が高くなることは了解可能な結果といえる。

つぎに，身体像不満足感と食行動異常との関連性について，学生群および臨床群ごとに検討した結果，各身体像不満足感と"食物摂取コントロール不能"および"食物摂取コントロール"との関連性が両群に共通するものであった。また，臨床群では，"顔に関する不満足感"と"不適応的食物排出行動"との関連性が認められた。

以上の関連性を踏まえて，学生群を対象に，身体像不満足感が食行動異常に与える影響を検討した。検討の結果，学生群では"身体に関する他者評価不満足感"が"顔に関する不満足感"と"全身のふくよかさ不満足感"に影響すること，"顔に関する不満足感"が"全身のふくよかさ不満足感"に影響を与えることが示された。したがって，他者評価や顔の大きさに対する否定的感情が痩せ願望を引き起こすものと考えられる。

他者評価や顔の大きさなどに対する否定感は，自分が理想とする身体と現実的な身体の認識との乖離により生じる（e.g., Cash, 1989; Gralen, Levine, Smolak, & Murnen, 1990）。また，理想とする身体は痩身が高価値であるといった社会文化的影響を背景とし，他者から高い評価を受けることを期待した主観的な身体といえ，必ずしも正当な認識であるとはいえない。したがって，実際の体型が普通や痩せ型であったとしても，各個人が持つ理想的な身体像が実際の体型と乖離した状態が持続される場合，他者評価や顔の大きさに対する否定感は持続されるものと考えられる。

また，食行動異常では"食物摂取コントロール"が"食物摂取コントロール不能"に影響することが示された。この結果から，極端なダイエット行動を続けることで食事[3]をセルフ・コントロールすることができない状態（ED 臨床症状のひとつである binge eating と類似する状態）が生じる可能性が推測され，極端なダイエット行動から食事をセルフ・コントロールすることができない状態へ進展することが想定できる。

更に，"全身のふくよかさ不満足感"を媒介する"身体に関する他者評価不満足感"が"食物摂取コントロール"に影響を与えること，"身体に関する他者評価不満足感"が"食物摂取コントロール不能"に影響を与えることが示された。これらの結果から，特に他者評価に対する否定感から生じる痩せ願望が極端な食事制限を引き起こすとともに，極端な食事制限や他者評価に対する否定感が食事をセルフ・コントロールすることができない状態に影響を及ぼす可能性が推測できる。

つぎに，学生群を対象としたモデルを用い，学生群および臨床群の多母集団

---

3) 食事とは，間食などを含めた全般的な食物摂食行動を指す。

同時分析を行った。制約のないモデルの適合度指標と等値制約を設定したモデルにおける適合度指標を比較すると，制約のないモデルの当てはまりが良く，学生群と臨床群のモデルは一部異なるものと判断した。

臨床群の場合，"身体に関する他者評価不満足感"が"顔に関する不満足感"や"全身のふくよかさ不満足感"に影響することが示された。また，"顔に関する不満足感"が"全身のふくよかさ不満足感"に影響を与えることが示された。この結果は学生群と同様であり，他者評価に対する否定感が顔の大きさなどに対する否定感や身体パーツの痩せ願望を喚起する可能性が推測され，痩せ願望は，自己身体に関する他者評価の主観的で不確実な認識と否定的感情に起因することが推測できる。しかしながら，臨床群の場合，"全身のふくよかさ不満足感"は"食物摂取コントロール"に影響せず，この結果は，学生群のモデルとの相違点である。

また，"食物摂取コントロール"が"食物摂取コントロール不能"に影響することが示され，極端なダイエット行動を続けることで食事をセルフ・コントロールすることができない状態へ進展する可能性は学生群と同様の特徴であるといえる。一方，特に臨床群の場合，"身体に関する他者評価不満足感"が単独で"食物摂取コントロール"に影響を与えていることが示され，この結果は学生群のモデルとの相違点である。

以上をまとめると，学生群の場合，身体に関する他者評価への不満足感が痩せ願望を引き起こし，極端なダイエット行動の誘因となり，身体に関する他者評価不満足感と極端なダイエット行動は，食事をセルフ・コントロールできない状態の誘因となるという一連の流れが想定できる。

健康・栄養情報研究会（2004）による調査では，若年女性の多くで痩せ願望を有することが示され，ダイエット行動は広く一般的に実行される行動とも考えられる。一方，ダイエット経験者の90％～95％がダイエットに失敗するといった報告（Garner & Wooley, 1991）や思春期女子の35％～45％で体重を低減させることを困難に感じているといった報告（Klemchuk, Hutchinson, & Frank, 1990）もある。今後精査が必要であるが，身体に関する他者評価不満足感に対処し低減するため，極端な食事制限を実行していても，失敗する場合には，身体に関する他者評価不満足感は低減せず持続したまま，食事制限がで

きていない状態（食行動をセルフ・コントロールできていない状態）に陥るとも考えられる。したがって，今後，食事制限の状況や失敗・成功経験などを考慮した上で検討を重ねる必要がある。

また，臨床群の場合，身体に関する他者評価への不満足感が，痩せ願望と極端なダイエット行動を引き起こし，極端なダイエット行動が食物摂取をセルフ・コントロールできない状態を引き起こすと考えられる。

こうした結果から，ED の罹患有無によらず，極端なダイエット行動は，食事をセルフ・コントロールできない状態の発現・維持要因となる可能性が推測され，先行研究でも示されている通り，極端なダイエット行動から食行動異常や ED へと進展する可能性が想定できる。しかしながら，各群のモデルに共通点は認められるものの，多母集団同時分析において等値制約のないモデルの適合度が高いことからも，それらが同等であるとは判断できない。したがって，本研究で扱った身体像不満足感が食行動異常に与える影響は，学生群と ED 臨床群ごとに独立した特徴であるといえる。

以上から，今後，たとえば，学校精神保健の場において，身体像不満足感や痩せ願望の観点から女子学生を対象とした食行動異常や ED 予防を実施する場合，学生群の特徴を固有の特徴として扱い，行動的側面（極端な食事制限や ED の臨床的特徴に類似するような食行動）に関与する必要があるだろう。

2 研究 6 身体像不満足感と食行動異常との関連性　性差を考慮した検討[4]

[1] 問題と目的

これまで述べた通り，食行動異常と身体像不満足感との密接な関連性が示唆され（Levine, Smolak, Moodey, Shuman, & Hessen, 1994），食行動異常や ED に関わる基礎的研究を行う場合，身体像不満足感を重点的に検討する必要があるといえる。

本研究では，食行動異常や ED 好発年齢にあたり，予防的支援や臨床的関与

---

[4] 本研究は，「山蔦圭輔 (2010). 食行動異常および摂食障害予防のための基礎的研究—身体像不満と食行動異常との関連性—. 健康心理学研究, 23, 1-10.」を加筆修正し再構成したものである。なお，本研究は，科研費 (20730455) の助成を受け実施した。

が求められる女子大学生および女子専門学校生（以下，女子学生）を対象として，身体像不満足感と食行動異常との関連性をより詳細に検討することを目的とした。また，男子大学生および男子専門学校生（以下，男子学生）を対象に，女子学生と同様の検討を行い，特徴を比較することを目的とした。

［2］ 方　　法
(1)　解析対象者
　調査Ⅳの内，BIDSおよびAEBSに記入漏れなどの不備がなかった者，女子学生648名（平均年齢19.97 ± 2.81歳）（全回収調査用紙中95.58％），男子学生699名（平均年齢19.79 ± 3.22歳）（全回収調査用紙中90.78％）を解析の対象者とした。

(2)　調査項目
　基礎事項（年齢，身長，体重，ED罹患歴），BIDSおよびAEBSを解析の対象とする調査項目とした。なお，本研究では，AEBSについてカットオフポイントを用いた検討は行わないため，素点を用いて検討を行った。

(3)　解析方法
　まず，(1) 女子学生と男子学生ごとに，BIDSとAEBSの下位尺度得点を集計した。本研究の目的は，女子学生の身体像不満足感と食行動異常との関連性を検討し，その特徴に基づき男子学生を対象とした検討を行うことであった。したがって，(2) 女子学生を対象に，BIDSとAEBSの下位尺度得点間について，Pearsonの積率相関係数を算出した。また，(3) 女子学生と男子学生のそれぞれを対象に，身体像不満足感の保有パターンを検討した。ここでは，(2)で中程度以上とみなすことができる有意な相関係数が算出されたBIDS下位尺度得点を用いて，K-means法によるクラスター分析を行った。加えて，女子学生と男子学生の尺度得点を比較するため，クラスターごとに，性別を独立変数，BIDSおよびAEBS下位尺度得点を従属変数としたt検定を行った。

　最後に，(4) 女子学生と男子学生のそれぞれを対象に，(2)で中程度以上とみなすことができる有意な相関係数が認められた尺度得点を用いて，(3)で検

Table. 27 BIDS および AEBS 得点の集計結果

調査尺度	Mean	SD	Min	Max	Mean	SD	Min	Max	尺度最高得点 ()内は得点範囲
	女性 (n=648)				男性 (n=699)				
A	32.27	4.30	11	39	23.67	6.91	11	38	44 (1-4)
B	22.32	6.18	8	32	15.90	5.79	8	32	32 (1-4)
C	10.43	2.15	6	18	10.65	2.48	5	18	20 (1-4)
X	17.66	8.11	8	48	14.28	6.59	8	46	48 (1-6)
Y	5.65	2.28	5	26	5.68	2.57	5	29	30 (1-6)
Z	12.67	5.25	6	34	10.05	4.69	6	30	36 (1-6)

Note
A：全身のふくよかさ不満足感
B：身体に関する他者評価不満足感
C：顔に関する不満足感
X：食物摂取コントロール不能
Y：不適応的食物排出行動
Z：食物摂取コントロール

討したパターンを独立変数，AEBS下位尺度得点を従属変数とした一要因分散分析を行った。

[3] 結　果

女子学生と男子学生それぞれの尺度得点は Table. 27 の通りであった。

女子学生を対象に，BIDS 下位尺度得点と AEBS 下位尺度得点との間で，Pearson の積率相関係数を算出した。その結果，全身のふくよかさ不満足尺度および身体に関する他者評価不満足感尺度と食物摂取コントロール不能感尺度および食物摂取コントロール尺度との間で，中程度以上とみなすことができる有意な相関係数が算出された（Table. 28）。

次に，女子学生・男子学生ごとに，全身のふくよかさ不満足感尺度および身体に関する他者評価不満足感尺度得点を用いてクラスター分析を行った。クラスター分析の結果，女子学生・男子学生ともに，解釈可能な4クラスターが抽出された。各クラスターの特徴から，両不満足感尺度得点が低い弱群，全身のふくよかさ不満足感尺度得点が高い全身不満群，身体に関する他者評価不満足感尺度得点が高い他者評価不満群，両不満足感尺度得点が高い強群とそれぞれ銘々した（Figure. 6）。

Table. 28 女子学生を対象とした身体不満足感と食行動異常との相関分析結果

	X	Y	Z
A	0.30**	0.10*	0.37**
B	0.39**	0.12**	0.34**
C	-0.18**	-0.06	-0.15**

$**p<0.01$, $*p<0.05$

Note
　A：全身のふくよかさ不満足感
　B：身体に関する他者評価不満足感
　C：顔に関する不満足感
　X：食物摂取コントロール不能
　Y：不適応的食物排出行動
　Z：食物摂取コントロール

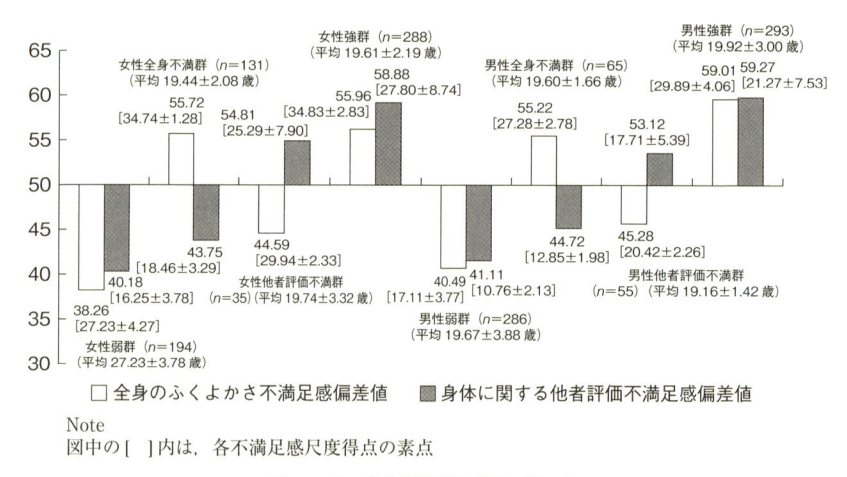

Figure. 6 身体像不満の保有パターン

Note
図中の[ ]内は，各不満足感尺度得点の素点

　また，クラスターごとに性別における全身のふくよかさ不満足感尺度，身体に関する他者評価不満足感尺度，食物摂取コントロール不能尺度，食物摂取コントロール尺度得点の t 検定を行った（Table. 29）。分析の結果，全クラスターで，男子学生と比較して女子学生の尺度得点が有意に高いことが認められた。
　加えて，女子学生・男子学生ごとに，クラスターにおける食物摂取コントロール不能尺度，食物摂取コントロール尺度得点の一要因分散分析を行った。分析の結果，女子学生・男子学生ともに，群の主効果に有意差が認められた（女

Table. 29 性別における各測定尺度得点の t 検定結果

	女性	男性	t値	df		女性	男性	t値	df
	弱群					他者評価不満群			
	n=194	n=286				n=35	n=55		
A	27.25 SD=4.27	17.11 SD=3.77	27.24**	474	A	29.94 SD=2.47	20.42 SD=2.57	17.38**	88
B	16.25 SD=3.78	10.76 SD=2.13	20.24**	474	B	25.29 SD=2.33	17.71 SD=2.26	15.32**	88
X	13.97 SD=6.16	11.94 SD=4.72	4.06**	474	X	17.86 SD=7.90	13.44 SD=5.39	3.16**	88
Z	9.96 SD=3.77	8.27 SD=3.48	5.04**	474	Z	11.91 SD=5.29	9.20 SD=3.45	2.95**	88
	全身不満群					強群			
	n=131	n=65				n=288	n=293		
A	34.73 SD=1.28	27.28 SD=2.78	25.71**	194	A	34.83 SD=0.88	29.89 SD=3.38	23.79**	574
B	18.46 SD=3.29	12.85 SD=1.98	12.64**	194	B	27.81 SD=2.83	21.27 SD=4.06	22.37**	574
X	16.55 SD=6.67	13.66 SD=5.99	2.95**	194	X	20.73 SD=8.67	16.85 SD=7.53	5.73**	574
Z	12.76 SD=5.00	9.42 SD=3.54	4.82**	194	Z	14.60 SD=5.39	12.10 SD=5.32	5.61**	574

**$p<0.01$

Note
A：全身のふくよかさ不満足感
B：身体に関する他者評価不満足感
X：食物摂取コントロール不能
Z：食物摂取コントロール

子学生：$F_{(3, 644)}$ =31.88, $p<0.01$；男子学生：$F_{(3, 695)}$ =30.89, $p<0.01$)（Table. 30）。

　Tukey 法による下位検定を行った結果,女性では,食物摂取コントロール不能尺度得点について,弱群とその他の各群との間（$p<0.05$),全身不満群と強群との間（$p<0.01$),弱群と全身不満群・強群との間（$p<0.01$),弱群と他者評価不満群との間（$p<0.05$）で有意差が認められた。全身不満群と他者評価不満群との間,他者評価不満群と強群との間では有意差が認められなかった。また,食物摂取コントロール尺度得点について,弱群と全身不満群・強群との間（$p<0.01$),全身不満群・他者評価不満群と強群との間（$p<0.05$）で有意

Table. 30 身体像不満足感群における AEBS 得点の一要因分散分析結果

	弱群	全身不満群	他者評価不満群	強群	F-value	df
	女性					
	n=194	n=131	n=35	n=288		
X	13.91 SD=6.13	16.55 SD=6.67	17.86 SD=7.90	20.97 SD=8.74	31.88** 弱群＜全身不満群**，弱群＜他者評価不満群* 弱群＜強群**，全身不満群** ＜強群**	3.644
Z	9.95 SD=3.82	12.76 SD=5.00	11.91 SD=5.29	14.56 SD=5.38	34.82** 弱群＜全身不満群**，弱群＜強群** 全身不満群＜強群**，他者評価不満群＜強群*	3.644
	男性					
	n=286	n=65	n=55	n=293		
X	11.94 SD=4.72	13.66 SD=5.99	13.44 SD=5.39	16.85 SD=7.53	30.89** 弱群＜強群**，全身不満群＜強群** 他者評価不満群＜強群**	3.695
Z	8.27 SD=3.48	9.42 SD=3.54	9.20 SD=3.45	12.10 SD=5.32	38.79** 弱群＜強群**，全身不満群＜強群** 他者評価不満群＜強群**	3.695

**$p<0.01$, *$p<0.05$
Note
X：食物摂取コントロール不能
Z：食物摂取コントロール

差が認められた。

　一方，男性では，食物摂取コントロール不能および食物摂取コントロール尺度の両得点について，強群とその他の各群との間でのみ有意差が認められた（$p<0.01$）。

［4］ 考　察

　研究6では，はじめに，女子学生を対象として，BIDS で測定される身体像不満足感と AEBS で測定される食行動異常との関連性を検討した。検討の結果，全身のふくよかさ不満足感と食物摂取コントロール不能および食物摂取コントロール，身体に関する他者評価不満足感と食物摂取コントロール不能および食物摂取コントロールとの間で，それぞれ中程度以上とみなすことができる有意な相関係数が算出された。しかし，顔に関する不満足感と全ての AEBS

下位尺度との間，全てのBIDS下位尺度と不適応的食物排出行動との間で関連性は認められなかった。

　顔に関する不満足感は，他者から最も観察されやすく，顔の大きさや骨格など，変えることが難しい自己の象徴部分に対する否定的感情である。これまで，顔の大きさや骨格などに対する否定的感情が，EDの臨床的特徴と関係することが示されている（Rosen, Reiter, & Orosan, 1995）。一方，本研究における尺度得点の集計結果（Table. 27）をみると，顔に関する不満足感尺度得点の分散が小さく，これがAEBSの各得点と有意な関連性が認められなかった理由といえる。EDに関わる先行研究や臨床的経験に基づくと，女子大学生の食行動異常を身体像不満足感の観点から検討する際，自己の象徴である顔に対する認識や評価を検討することは必要不可欠である。今後，顔に関する不満足感の強度を考慮した検討を行うとともに，顔に関する不満足感を詳細に測定し得る尺度の開発も必要である。

　また，不適応的食物排出行動尺度は，purgingなど，ED臨床症状を尋ねる項目から構成されている。BIDSの各得点と不適応的食物排出行動尺度得点との間に有意な関連性が認められなかったことは，本研究の対象者が一般女子大学生であり，顔に関する不満足感と同様に，尺度得点の分散が小さいことに起因するものと考えられる。

　こうした中，顔に関する不満足感および不適応的食物排出行動尺度のそれぞれで，高得点である者が存在する。少数ではあっても調査対象者の中に，ED臨床症状と近い心理・行動的特徴を有する者が存在する現状をみると，学校精神保健の場における具体的支援は急務といえる。

　次に，身体像不満足感の保有パターンを分類した。ここでは，全身のふくよかさ不満足感得点および身体に関する他者評価不満足感得点の二者を用いて，女子学生・男子学生ごとにクラスター分析を行った（Figure. 6）。その結果，女子学生・男子学生ともに，両者の得点が低い弱群，前者の得点が高い全身不満群，後者の得点が高い他者評価不満群，両者の得点が高い強群の4群に分類された。

　加えて，群ごとに，性別におけるBIDSおよびAEBSの下位尺度得点の差を検討した（Table. 29）。検討の結果，全ての群で，男子学生よりも女子学生

の尺度得点が有意に高いことが認められた。身体像不満足感や食行動異常の出現頻度が，男子学生と比較して女子学生で高いことは，実態を反映するとともに，食行動異常やEDが女性特有であるといった数々の先行研究を支持する結果であるといえる。

　最後に，女子学生・男子学生ごとに，4群における食物摂取コントロール不能および食物摂取コントロールの一要因分散分析を行った (Table. 30)。検討の結果，女子学生・男子学生ともに主効果に有意差が認められた。下位検定を行った結果，女子学生では弱群と比較して全身不満群，弱群と比較して他者評価不満群，弱群と比較して強群，全身不満群と比較して強群で，食物摂取コントロール不能尺度得点が高いことが認められた。また，弱群と比較して全身不満群，弱群と比較して強群，全身不満群と比較して強群，他者評価不満群と比較して強群で，食物摂取コントロール尺度得点が高いことが認められた。

　一方，男子学生では弱群と比較して強群，全身不満群と比較して強群，他者評価不満群と比較して強群で，食物摂取コントロール不能および食物摂取コントロールの尺度得点が高いことが認められた。

　全身のふくよかさ不満足感は，"身体パーツに対する否定的感情と，それに伴う痩せ願望"（以下，痩せ願望）を示し，身体に関する他者評価不満足感は，"他者評価を介在した身体パーツに対する否定的感情"（以下，他者評価不満）を示している。また，食物摂取コントロール不能は，食事をセルフ・コントロールできない状態であり，ED臨床症状のひとつであるbinge eatingと類似する状態である。そして，食物摂取コントロールは，食事を必要以上にセルフ・コントロールする状態であり，極端なダイエット行動を指す。

　以上の点から，本研究の結果をみると，女子学生・男子学生ともに，痩せ願望と他者評価不満の両者が強い強群の場合，食事をセルフ・コントロールできない状態や極端なダイエット行動の出現率が高い可能性が推測される。今回，便宜上，身体像不満足感を4群に分けた。しかしながら，身体像不満足感は多様であり，ひとつが独立して保有される感情ではない。痩せ願望や他者評価不満が，相互に関連し，強化し合うことで，食行動異常やEDの持続因子となることが考えられる。

　こうした中，女子学生の特徴として，全身不満群よりも強群で食物摂取コン

トロール不能感尺度得点が高いことが示された。したがって，痩せ願望と同時に身体に関する他者評価不満足感を有すること（痩せ願望のみではなく，他者評価不満を有すること）で，食事をセルフ・コントロールできない状態が生じる可能性が推測される。一方，他者評価不満群よりも強群で食物摂取コントロール尺度得点が高いことが示された。したがって，身体に関する他者評価不満足感と同時に痩せ願望を有すること（他者評価不満のみではなく，痩せ願望を有すること）で，極端なダイエット行動が出現・維持される可能性が推測される。

　以上の点から，食事をセルフ・コントロールできない状態は，他者から自身の身体がどのように評価されているかについての認識が関係すると考えられる。また，極端なダイエット行動は，全身や身体パーツのふくよかさに伴い喚起される痩せ願望が関係すると考えられる。

　上述の通り，身体像不満足感は独立して存在するものではない。しかしながら，女性を対象に検討した場合，痩せ願望と他者評価不満の強さが異なることで，食行動異常に相違が認められたことは注目すべき点である。本研究で測定した身体像不満足感は感情状態であり，個人の社会的環境における対人関係などにより変化する。したがって，たとえば，対人関係場面において，自己の身体に対する他者評価を否定的に認識した場合，他者評価不満が喚起され，binge eating 様の行動が発現する契機となる可能性が推測できる。また，対人関係場面を起点にすると，喚起された他者評価不満は，全身や身体パーツの否定感を強化し，痩せ願望を増幅することも考えられる。そして，痩せ願望の増幅は，極端なダイエット行動の発現・維持に影響する可能性も推測できる。また，自身の身体を評価される対人関係場面は，一度きりではなく，新たな対人関係場面に遭遇し，同様の感情喚起と行動の出現・維持が繰り返され，食行動の問題にまつわる行動・症状を強くすることも考えられる。

　以上の結果に基づき，食行動の問題に対する予防的支援を実施する場合，身体に関する否定的感情や痩せ願望，他者からの評価に対する個人的な認識の正当性について注意深く関わりを持ち，対人関係場面における身体像認知とその循環について検討する必要もあるだろう。加えて，全身や身体部位のふくよかさに対する不満が極端なダイエット行動に関係すること，他者評価を介在した

身体に対する不満が binge eating 様の心理・行動的特徴に関係することを示した。こうした結果を現実的な支援に結びつけることが今後の課題となる。

3. 本章のまとめ

本章では，女子大学生および女子専門学校生の実態を明らかとするとともに，第3章および第4章・第5章で開発した BIDS と AEBS を用いて本研究の調査対象者である女子学生における身体像不満足感と食行動異常傾向との関連性・影響性を検討（研究5）するとともに，性差を考慮した検討（研究6）を行った。

研究5および研究6の結果は以下の5つにまとめることができる。

①女子学生の場合，身体に関する他者評価不満足感が痩せ願望を引き起こす
②女子学生の場合，①で喚起された痩せ願望が極端なダイエット行動の誘因となる
③女子学生群の場合，身体に関する他者評価不満足感と極端なダイエット行動は，食事をセルフ・コントロールできない状態（EDの臨床的特徴である binge eating に類似する食行動）の誘因となる
④性差に関わらず，痩せ願望のみではなく，身体に関する他者評価不満足感を有することで，食事をセルフ・コントロールできない状態が発現する
⑤女子学生の場合，身体に関する他者評価不満足感のみではなく，痩せ願望を有することで，極端なダイエット行動が出現・維持される

以上の結果を踏まえると，Figure.7で示すような食行動異常発現・維持に係る心理モデルが策定できる。

Figure.7の通り，身体に関する他者評価不満足感（他者から「太っている」と評価されていることへの不満）が喚起されることで全身のふくよかさ不満足感（痩せ願望）が生じ（a），その結果，痩せるための行動（極端なダイエット行動）が発現・維持する（b）可能性が推測できる。また，身体に関する他者評価不満足感（他者から「太っている」と評価されていることへの不満）は，

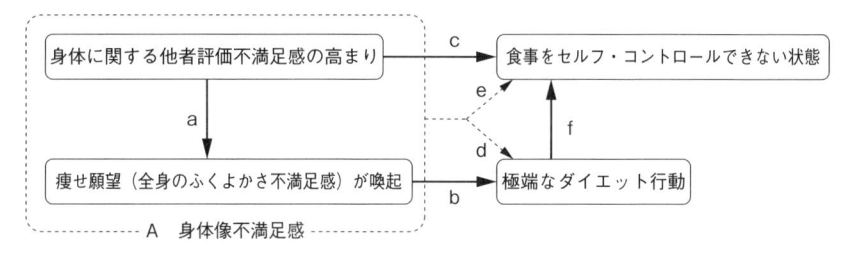

Figure. 7 食行動異常の発現・維持に係る心理モデル

食事をセルフ・コントロールできない状態を引き起こす（c）可能性が推測できる。

更に，他者から「太っている」と評価されていることへの不満や痩せ願望の両者（A）によって，極端なダイエット行動（d）や食事をセルフ・コントロールできない状態（e）が発現すると考えられ，Ⅰ. 痩せ願望が喚起される中，他者から「太っている」と評価されていることへの不満を有する場合，食事をセルフ・コントロールできない状態が発現し，Ⅱ. 他者から「太っている」と評価されていることへの不満を持つ中，痩せ願望が喚起される場合，極端なダイエット行動が発現するといった2パターンのプロセスが想定できる。特にⅠのプロセスの前提は痩せ願望であり，痩せ願望が極端なダイエット行動に影響すること（b）をみると，Ⅰは，極端なダイエット行動が発現・維持している状態に生じるプロセスと仮定することができる。痩せ願望を有し，ダイエット行動が発現・維持されていると仮定した場合，他者から「太っている」と評価されていることへの不満が強くなることで，痩せ願望も強化され，ダイエット行動も過激になり，"ダイエットさえもできない状態"（食事をセルフ・コントロールできない状態）に陥る可能性が推測できる。

一方，食行動異常に着目すると，極端なダイエット行動を持続することで食事をセルフ・コントロールできない状態（EDの臨床的特徴である binge eating に類似）に進展する可能性（f）が推測でき，こうした結果は，先行研究で示された食行動異常からEDへ進展するという見解（e.g., Polivy & Herman, 2002）と一致する。

以上の通り，食行動異常に影響する身体像不満足感の起点は"身体に関する

他者評価不満足感"である。したがって，食行動の問題に対する予防を目的とした支援を行う際，身体像不満足感に関与する必要があるのなら，第一に身体に関する他者評価をどのように認識しているのかを精査する必要があり，その結果，必要以上に否定的感情を有するのであれば，その否定的感情に関与する必要があるだろう。

　一方で，身体に関する他者評価不満足感から影響を受ける痩せ願望（全身のふくよかさ不満足感）についても取り上げる必要がある。そして，身体に関する他者評価不満足感が痩せ願望の背景に潜在するのであれば，実際に支援する際，「あなたは痩せているから痩せ願望を持つ必要はありません」といった情報を提示するのではなく，「他者からどのように見られていると思い，それをどう感じているのか」を明確化し，そこで否定的感情が喚起されている場合，否定的感情に対してアプローチすることや他者評価に対する認識を修正する必要があるといえる。

7

身体像不満足感と食行動異常との関係 自己意識の観点から（研究7）[1]

1. はじめに

　第6章では，学生を対象とした食行動の問題に対する予防的援助を考える場合，身体像不満足感の中でも他者評価に対する意識といった側面を検討する必要があることが明らかとなった。しかしながら，身体像不満足感を有する者が必ず食行動異常[2]を呈するとは考えられないことや，さまざまな要因が複雑に絡まり発現しているという指摘（種田，1991など）をみても，食行動の問題に関する研究において，社会文化的要因と関連性の強い心理的要因に関して更なる検討が必要である。

　これまで，社会文化的影響を多大に受ける心理的要因として自己意識が取り上げられ，身体像不満足感や食行動異常との関連性が検討されているが検討の余地がある。したがって，本章では，自己意識と身体像不満足感，食行動異常との関連性を検討した。

2. 本章の目的

　女子学生および女子専門学校生を対象に自己意識と身体像不満足感および食行動異常との関連性を検討することを目的とした。また，公的自己意識・私的自己意識は程度に違いはあるが，どちらか一方のみが保有される特性ではない

---

[1] 本研究は，科研費（20730455）の助成を受け実施した。
[2] 診断基準を満たさないEDハイリスク群が呈するような，EDの臨床症状と類似する行動的・心理的特徴が認められる食行動の問題を食行動異常と定義する。また，EDおよび食行動異常の両者をあわせて食行動の問題と表記する。

ため，公的自己意識と私的自己意識の保有パターンと身体像不満足感および食行動異常との関連性を検討することを目的とした。

3. 研究方法

3.1. 解析対象者

調査Ⅳの内，2008年10月―2009年9月の間に実施した調査を検討の対象とした。ここでは，女子学生および女子専門学校648名分の調査用紙が回収された（回収率83.59％）。648名中，基礎事項および尺度項目に記入漏れなどの不備がなかった者は600名（平均年齢19.81 ± 2.77歳）（全回収調査用紙中92.59％）であった。この内，調査項目で"EDの診断を受けている"と回答した者7名（平均年齢19.86 ± 2.04歳）を除いた。また，本研究ではEDの好発年齢にあたる女子学生を対象とするため，平均年齢+1SD（22.52歳）よりも年齢が高かった者39名（平均年齢28.33 ± 4.98歳）を除く554名（平均年齢19.22 ± 1.01歳）を解析の対象とした。

3.2. 本研究における解析対象調査項目

自己意識尺度，BIDS，AEBSを解析の対象調査項目とした。

3.3. 解析方法

解析は，まず，公的自己意識・私的自己意識の保有パターン（以下，自己意識保有パターン）を検討するために，はじめに，公的自己意識得点・私的自己意識得点を用いて，K-means法によるクラスター分析を行った。

次に，自己意識保有パターンと身体像不満足感および食行動異常との関連性を検討するため，自己意識保有パターンを独立変数，BIDSおよびAEBS下位尺度得点を従属変数とした一要因分散分析を行った。

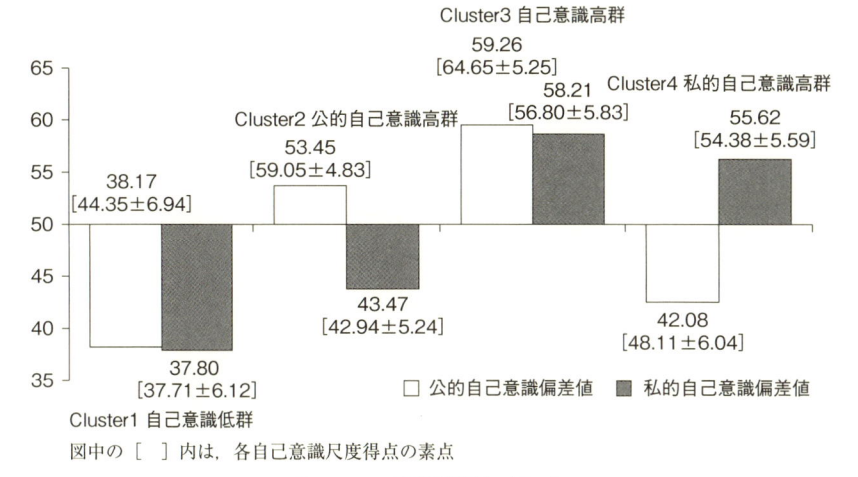

Figure. 8　自己意識保有パターン

4. 結　果

4.1. 自己意識得点に対するクラスター分析

自己意識得点に関してクラスター分析を行った。その結果，クラスター数4が最も解釈可能であると判断した。第1クラスターを「自己意識低群」，第2クラスターを「公的自己意識高群」，第3クラスターを「自己意識高群」，第4クラスターを「私的自己意識高群」と命名した。臨床群と臨床群の自己意識保有パターンをFigure. 8に示す。

4.2. 自己意識保有パターンと身体像不満足感との関連性

自己意識保有パターンを独立変数，BIDS下位尺度得点を従属変数とした一要因分散分析を行った（Table. 31）。なお，公的自己意識尺度得点の範囲は10点から77点，平均は55.65 ± 9.81点，私的自己意識尺度得点の範囲は9点から70点，平均は49.05 ± 9.49点であった。

分析の結果，食物摂取コントロール尺度得点を除く全尺度得点で主効果に有意差もしくは有意傾向にあることが認められた（全身のふくよかさ不満足感：

Table.31 自己意識クラスター群における各尺度得点の一要因分散分析　学生群

	低群 n=84	公的 n=167	高群 n=164	私的 n=139	F-value	df
A	37.67 SD=8.02	40.03 SD=5.57	39.18 SD=6.69	38.63 SD=6.75	2.66* 低群＜公的	3,550
B	20.93 SD=6.03	22.94 SD=6.04	23.34 SD=6.08	21.13 SD=5.65	5.57** 低群＜公的・高群, 私的＜公的・高群	3,550
C	16.44 SD=3.14	16.54 SD=2.89	16.72 SD=3.05	15.69 SD=3.46	3.07* 私的＜公的・高群	3,550
X	16.43 SD=7.59	17.40 SD=7.90	19.44 SD=8.85	15.78 SD=6.37	6.16** 低群・公的・私的＜高群	3,550
Y	5.71 SD=2.03	5.44 SD=1.60	5.79 SD=2.60	5.24 SD=1.02	2.46† 私的＜高群	3,550
Z	11.55 SD=4.45	12.77 SD=5.22	13.07 SD=5.19	12.32 SD=5.31	1.83 n.s.	3,550

**$p<0.01$ *$p<0.05$ †$p<0.10$

Note
低群：自己意識低群
公的：公的自己意識高群
高群：自己意識高群
私的：私的自己意識高群
A：全身のふくよかさ不満足感
B：身体に関する他者評価不満足感
C：顔に関する不満足感
X：食物摂取コントロール不能
Y：不適応的食物排出行動
Z：食物摂取コントロール

$F_{(3,550)}=2.66$, $p<0.05$；身体に関する他者評価不満足感：$F_{(3,550)}=5.57$, $p<0.01$；顔に関する不満足感：$F_{(3,550)}=3.07$, $p<0.05$；食物摂取コントロール不能：$F_{(3,550)}=6.16$, $p<0.01$；不適応的食物排出行動：$F_{(3,550)}=2.46$, $p<0.10$；食物摂取コントロール：$F_{(3,550)}=1.83$, n.s.）。

　Tukey法による多重比較を行った結果，自己意識低群よりも公的自己意識高群の全身のふくよかさ不満足感尺度得点が高く（$p<0.05$），自己意識低群よりも公的自己意識高群（$p<0.05$）・自己意識高群（$p<0.05$）の身体に関する他者評価不満足感尺度得点，私的自己意識高群よりも公的自己意識高群

（$p<0.05$）・自己意識高群（$p<0.01$）の身体に関する他者評価不満足感尺度得点が高かった。また，私的自己意識高群よりも公的自己意識高群（$p<0.05$）・自己意識高群（$p<0.05$）の顔に関する不満足感尺度得点が高かった。加えて，自己意識高群では，自己意識低群（$p<0.05$）・公的自己意識高群（$p<0.10$）・私的自己意識（$p<0.05$）と比較して食物摂取コントロール不能尺度得点が高かった。また，私的自己意識高群よりも自己意識高群で不適応的食物排出行動尺度得点が高かった。

5. 考　察

本章では，女子学生を対象に，自己意識保有パターンと身体像不満足感および食行動異常との関連性について検討した。以下，自己意識保有パターンと身体像不満足感との関連性，自己意識保有パターンの食行動異常との関連性の各々について考察する。

5.1. 自己意識保有パターンと身体像不満足感

自己意識保有パターンと身体像不満足感との関連性について検討した結果，私的自己意識と公的自己意識の両者が低い場合よりも公的自己意識が高い場合で，全身のふくよかさ不満足感（以下，全身不満）が強いことが明らかとなった。また，両者が低い場合よりも両者が高い場合や公的自己意識が高い場合に身体に関する他者評価不満足感（以下，他者評価不満）が強く，私的自己意識が高い場合よりも両者が高い場合や公的自己意識が高い場合で，他者評価不満と顔に関する不満足感が強いことが明らかとなった。

以上から，対人関係場面などにおいて他者と直面する場合（公的自己意識が高揚[3]する機会に遭遇する場合），公的自己意識の高揚に伴い，身体に関する理想的基準（理想とする痩身）が明確化し，自己の身体像と比較する機会を得ることになる。そして，たとえ痩身を獲得したとしても，理想的基準は引き上げられ（一層の痩身を基準とする），自己の身体像が理想に追いつく可能性は低く，他者評価不満が喚起される可能性が推測できる[4]（これを，プロセス1とする）。

また，全身不満は，両自己意識が低い場合よりも両自己意識が高い場合，また，私的自己意識が高い場合よりも公的自己意識が高い場合や両自己意識が高い場合に強い。第6章を踏まえると，対人関係場面において，公的自己意識が高揚することで自動的[4]に他者評価不満が喚起され，その影響から全身不満が喚起されると考えられる（これを，プロセス2とする）。

　全身不満は痩せ願望を表す概念である。したがって，公的自己意識が高揚する状況で，他者から「太っている」と評価されていることへの不満が生じ，その結果，痩せ願望が生じると考えられる。

　また，私的自己意識が高い場合よりも公的自己意識が高い場合や両自己意識が高い場合で顔に関する不満足感が強いことが示された。顔に関する不満足感は，顔の大きさや容姿など，他者から最も観察可能な自己を象徴する側面（いわば公的な側面）に対する不満であり，公的自己意識と密接に関係すると考えられ，特に公的自己意識が高い場合に顔に関する不満足感が強いといった関係

---

3) 公的自己意識は，他者から観察可能な自己の容姿や外見，行動などへの意識傾向と定義付けられている。そして，公的自己意識が高い者は，その意識状態を誘導する誘導因に敏感に反応する。また，誘導因が存在することで公的自己意識が高揚するといえる。なお，第1章で述べた通り，公的自己意識・私的自己意識とも特性的な意識ではあるが，両者とも高く有することで，各意識に付随する状態的意識が高まることから，「高い私的自己意識に付随して感情への注視が生じている状態」を"私的自己意識の高揚"，「高い公的自己意識に付随して他者から観察・評価され得る自己側面へ焦点化している状態」を"公的自己意識の高揚"と表現する。

4) 公的自己意識が高揚することで，自身の理想的基準が明確化され，理想的基準と現実の自己とが不一致であることが判明すると，不快感情や自己評価の低下が引き起こされる。また，公的自己意識が高い場合，集団に同調するなどの行動を呈することが示されている。一方，私的自己意識が高揚することで，内省頻度が増し，その結果，内的感情が強くなる。内的感情が否定的な場合は，否定的感情を低減させるために具体的行動を呈するとされる。また，公的自己意識の下位概念の内，「外見の意識」は自動処理されセルフ・コントロールすることが難しく，「評価意識」はセルフ・コントロールが可能であるとされる。このことから，たとえば，対人関係場面において，公的自己意識が高揚することで「外見の意識」が喚起され，そのプロセスは自動処理されるため，統制すること（「外見の意識」から意識を逸らすこと）が困難であると考えられる。一方，私的自己意識の下位概念の内，「内的感情の意識」は自動処理されセルフ・コントロールすることが難しく，「自己内省」はセルフ・コントロールが可能であるとされる。こうしたことから，たとえば，公的自己意識の高揚により，否定的な内的感情が喚起されている中，公的自己意識に代わり私的自己意識が高揚することで，否定的な内的感情に注視し続け（自動処理されるためセルフ・コントロールは困難），その感情が強化する可能性が考えられる。

は了解可能である。

5.2. 自己意識保有パターンと食行動異常

　自己意識保有パターンと食行動異常との関連性について検討した結果，私的自己意識や公的自己意識のどちらか一方が高い場合より，両自己意識が高い場合に食物摂取コントロール不能の状態となる可能性が高いことが明らかとなった。また，私的自己意識が高い場合より，両自己意識が高い場合に不適応的食物排出行動の出現頻度が高いことが示された。自己意識保有パターンと食物摂取コントロールとの間に関連性は認められなかった。この結果は，食物摂取コントロール不能には公的自己意識のみならず，私的自己意識が関連することを示している。

　第6章で考察した通り，極端なダイエット行動が発現・維持する中で，更に他者評価不満が喚起される場合に食事[5]をセルフ・コントロールできない状態が発現すると考えることができる。また，第6章の結果と本研究の結果から，公的自己意識が高揚し，他者から「太っている」と評価されることへの不満を有し，その不満が私的自己意識の高揚で更に強化された場合[3],[4]，ダイエット行動を行うことも困難な状態（食事をセルフ・コントロールできない状態）に移行すると考えることができる。

　一方，食物摂取コントロールについて，自己意識保有パターンとの有意な関連性は認められず，このことから，自己意識によらず極端なダイエット行動が発現・維持される可能性が推測できる。この結果は，ダイエット行動がより一般的な行動として定着しているといった現状を示しているのかも知れない。また，第6章とこれまでの結果からみると，公的自己意識により，他者評価不満や痩せ願望が喚起する場合に生じる行動（感情を低減させるための行動）が食物摂取コントロールである。私的自己意識・公的自己意識は内的感情に対する意識傾向であり，行動を発現・維持する背景にある感情に関係するものの，直接的に行動面に関係しないため，自己意識パターンと食物摂取コントロールとの間に関連性が認められなかったとも考えられる。したがって，自己意識は極

---

　[5]　食事とは，間食などを含めた全般的な食物摂取行動を指す。

端なダイエット行動に直接関係することはなく，自己意識の高さにより喚起される不満など（内的側面）が極端なダイエット行動に関係することも推測できる．

なお，上述した食物摂取コントロール不能は，"食物にふりまわされている状態"など個人の行動とそれに伴う心理的側面を示す概念であることから，内的（心理的）側面に対する意識である自己意識の保有パターンにより，食物摂取コントロール不能に相違が認められたものと考えられる．いずれにしても今後，精査が必要である．

以上から，対人関係場面においてプロセス１が発動（他者評価不満が喚起される）し，公的自己意識に代わり私的自己意識が高揚[6]することで，他者評価不満が強化される可能性が推測できる．また，公的自己意識の高揚によりプロセス２が発動（痩せ願望が喚起される）することで，痩せるための具体的行動（食物摂取コントロール）が発現・維持されることが推測される．

こうした中，プロセス１において，食物摂取コントロール行動が維持されていると仮定した場合，更に痩せるための方法は限られ，食事のセルフ・コントロールができない状態に陥ってしまうことも考えられる（これを，プロセス３とする）．また，対人関係場面は一度で収束するものではなく，新たな場面の中で，他者評価不満が一層強化され，不満を低減させるための手段を選択することもできない状況に至る可能性も推測できる．

他者との関係の中で喚起される不満や感情に対処する方策として，極端なダイエット行動が選択され，しかもダイエット行動がより一般的になっているとすれば，不満や感情に対処する別の方策や正しい（健康的な）ダイエット法を提供する必要があるのかも知れない．

また，私的自己意識のみが高い場合よりも両自己意識が高い場合に不適応的食物排出行動を呈することが示された．このことから，EDの臨床症状に類似した不適応的な排出行動（たとえば，purgingなど）は，特に公的自己意識の高揚が関連すると考えられる．上述の通り，否定的感情を低減させるためのセ

---

6) 単一焦点仮説では，公的自己意識・私的自己意識の状態は同時に高揚することはなく，状況（誘導因）により交互に独立して高揚するものと想定する．

5. 考 察

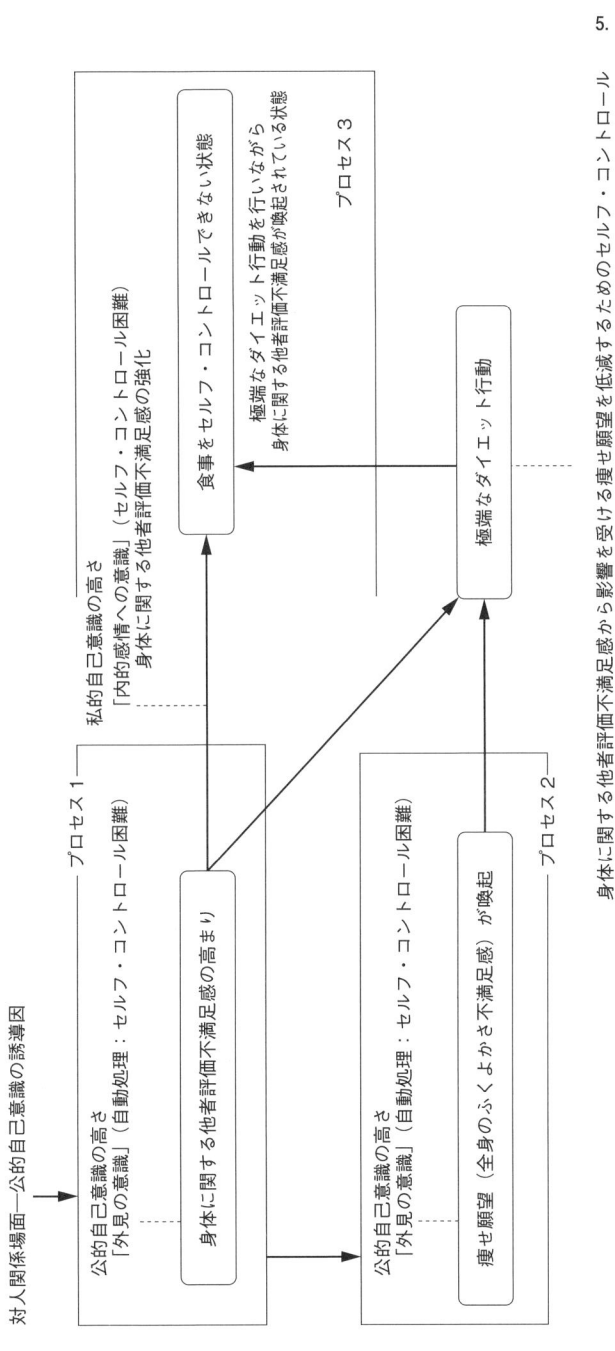

Figure. 9 食行動異常の発現・維持に係る自己意識仮説モデル

ルフ・コントロールが持続される中，セルフ・コントロールできない状態に陥りながら，新たな対人関係場面に遭遇する場合，公的自己意識が高揚する。ここで，否定的感情は一層増幅され，強い否定的感情を低減させるための唯一の方法として不適応的な食物排出行動を呈するとも考えられる。しかし，特にpurgingや下剤乱用などといった行動の背景にある心理・行動的要因は複雑であり，臨床群を対象とした検討を行うことで更に検討する必要がある。

　以上の結果をまとめると，極端なダイエット行動を持続する中，対人関係場面において公的自己意識が高揚することで他者評価不満や痩せ願望（否定的感情）が喚起される（プロセス1・プロセス2）。また，公的自己意識に代わり私的自己意識が高揚することで否定的感情が強化される場合，より痩せを希求する方策を選択しようとするが，既に極端なダイエット行動を呈しているため，方法は見つからず，食事をセルフ・コントロールできない状態が生じる（プロセス3）といった一連の過程が想定できる（Figure. 9）。この過程は研究6と本研究の結果から構成した仮説モデルであり，更なる検討を行う必要はあるが，現実と照らし合わせても妥当なものと判断できる。

8

心理教育プログラムの開発と実践（研究8・研究9）

1. はじめに

　大学や専門学校などにおける学校精神保健の場において食行動異常[1]やEDの予防を実践することが求められる。そして，基礎研究に基づく妥当な方法論を開発することで，支援の可能性は広がる。

　これまで，第6章〜第8章の結果から，特に女子学生の食行動異常が発現・維持するプロセスを検討してきた。そして，EDや食行動異常予防を目標とした支援を行う場合，対人関係場面における意識（公的自己意識）や，その意識に伴う感情（特に身体に関する他者評価不満足感）に関与する必要があると考えられる。

2. 本章の目的

　本章では，これまでに検討した食行動異常の発現・維持のプロセスを踏まえ，特に高い公的自己意識と身体に関する他者評価不満足感を低減させることを目的とした心理教育プログラムを開発し効果検討を行うことを目的とした。また，心理教育を遂行する上で肝要となる知識教育の有無により，効果に相違が認められるか否かを検討することをあわせて目的とした。

---

[1] 診断基準を満たさないEDハイリスク群が呈するような，EDの臨床症状と類似する行動的・心理的特徴が認められる食行動の問題を食行動異常と定義する。また，EDおよび食行動異常の両者をあわせて食行動の問題と表記する。

1 研究8 非評価的感情体験に基づく心理教育が公的自己意識に及ぼす影響[2]

[1] はじめに

これまで，食物摂取をコントロールすることが不能な状態には，身体に関する他者評価不満足感（以下，他者評価不満）が影響し，食物摂取コントロールにも全身のふくよかさ不満足感を介在した他者評価不満が影響することが示された。したがって，他者評価不満の強さは，食行動の問題が発現・維持される起点となる可能性が推測された。また，他者評価不満の強さは公的自己意識と関連することが明らかとなった。

以上から，食行動の問題と密接に関連する他者評価不満を低減させる必要性が推測されるが，そこでは，対人関係場面で高揚する公的自己意識を低減させる必要があると考えられる。

学生を対象とした予防研究を概観すると，各人が有する否定的感情が個人の症状や不適応的行動の中核となるといった立場に立ち，症状や問題行動そのものを変容すること（以下，意図的に制御）を目的とすることが多い（Beck, 1993）。

しかしながら，公的自己意識は対人関係場面で不随意的に高揚する意識であり，意図的に制御することは難しい。前述の通り，特に「身体への意識」は自動処理され，セルフ・コントロールすることも難しい。また，公的自己意識を意図的に制御するのであれば，公的な側面への意識を高める必要があるため，公的自己意識は更に高揚することも予測できる。加えて，意図的に制御する手法を用いた介入が，症状や問題行動に対する注目を高め，精神的苦痛や否定的感情を増幅する可能性も指摘されている（Marcks & Woods, 2005）。

また，これまで，公的自己意識に関与した実践的研究は少ない。これは，公的自己意識が意図せずに高揚し，制御することが困難であり，既存の方法論が適用し得ないことに起因するものといえる。したがって，公的自己意識の観点から，個人の心理・行動的問題を支援する際，新たな手法を開発し，効果検討

---

2) 本研究は，「山蔦圭輔（2011）．非評価的感情体験に基づく心理教育が公的自己意識に及ぼす影響．日本健康教育学会誌，19, 48-56.」を加筆修正し再構成したものである。また，本研究は，科研費（20730455）の助成を受け実施した。

を行う必要がある。

[2] 目　　的
　本研究では，感情を意図的に制御しない方法（以下，非評価的感情体験）を用いた心理教育プログラム（以下：プログラム）を集団対象に実施し，プログラム実施前後における公的自己意識の変化を検討することを目的とした。

[3]　研究方法
(1)　測定方法
　プログラム実施前に年齢・性別を尋ね，プログラム実施前・後および実施後1週間で公的自意識尺度について回答を求めた。なお，本研究では，特に公的自己意識の状態像を尋ねるために，「今ここで，あなたに最も当てはまる状態を選択してください」と教示し，調査を実施した。また，介入群に対して，プログラムの体験段階（教育セッションにおけるイメージ体験段階と体験セッション）で非評価的感情体験に関する主観的評価（以下，イメージ評価）を尋ねた。ここでは，「感情を発見し，それを受け流すこと」について，10段階（1. 全くできなかった～10. 非常に良くできた）で尋ねた。

(2)　対象者の群分け
　プログラムの実施に際し，公的自己意識得点を用い，全対象者を2群（公的自己意識高群および公的自己意識低群）に群分けをした。これまで，公的自己意識の高低を決定する明確な基準は示されていない。したがって，ここでは，四年制大学に所属する男子学生70名（平均年齢20.38 ± 1.57歳），女子学生65名（平均年齢19.77 ± 0.65歳）の合計135名（平均年齢20.09 ± 1.25歳）を対象として2008年10月に，公的自己意識尺度を用い実施した調査の結果を群分けの基準として用いた。調査の結果，公的自己意識平均得点は55.66 ± 9.43点であった。本調査の結果から，本研究では便宜上，55.66点よりも得点が高い者を公的自己意識高群，55.66点以下の者を公的自己意識低群とした。
　また，公的自己意識高群の内，乱数を用い無作為に抽出した半数を公的自己意識高―介入群（以下，介入群），半数を公的自己意識高―介入なし群（以下，

待機群）とした。また，55.7点よりも得点が低い群を公的自己意識低群（以下，公的低群）とした。

(3) プログラム内容と介入方法 (Figure. 10)

たとえば，抑うつの傾向が強い場合，自己注目の状態に陥ることで，一層，自己のネガティブな側面を注視し，落ち込みが強くなること（坂本，1997）や内的感情に対する意識は自動処理されセルフ・コントロールすることが困難であること（辻，2005）をみると，自身の感情（特に否定的感情）が喚起されている際，その感情を意図的に抑制しようと試みることで，一層，感情が強化され，その感情に"とらわれる"状況に陥るため，感情を意図的に制御することは難しいといえる。

こうした中，近年，認知行動療法的なアプローチのひとつであるアクセプタンス・コミットメント・セラピー（Acceptance and Commitment Therapy 以下，ACT）の方法論（e.g., Hayes, Strosahl, & Wilson, 1999; Wilson & Murrell, 2004）をみると，自身の感情体験や意識を意図的に制御しない方法として用いることができることがわかる[3]。したがって，ここでは，ACTの方法論を採用した非評価的感情体験を設定したプログラムを作成した（Figure. 10）。

また，心理教育の効果を得るためには，理論的基盤に基づき開発された教育セッションを十分に行い，その後に体験セッションを実施することの必要性が指摘されている（Cardemil & Barber, 2001）。したがって，本プログラムでは，教育セッションと体験セッションを設定した。

教育セッションには，知識教示段階とイメージ体験段階が含まれる。知識教示段階では，まず，ACTで示される認知的フュージョン（たとえば，"不安"を言語化することで，実際に不安感情が明確化されるといった，言語にとらわれている状態）と心理的非柔軟性（認知的フュージョンにより，否定的感情が喚起され，精神的な柔軟性を失ってしまうこと）を説明した。つぎに，非評価

---

[3] 現在，ACTの手法を用いた実践的研究では，症状や行動的問題の改善を目的とした研究が多く，その背景にある自己意識をはじめとした主観的側面を扱った研究は少ない。また，メンタルヘルスの維持・増進を目的に，グループアプローチを実施した研究も少ない。

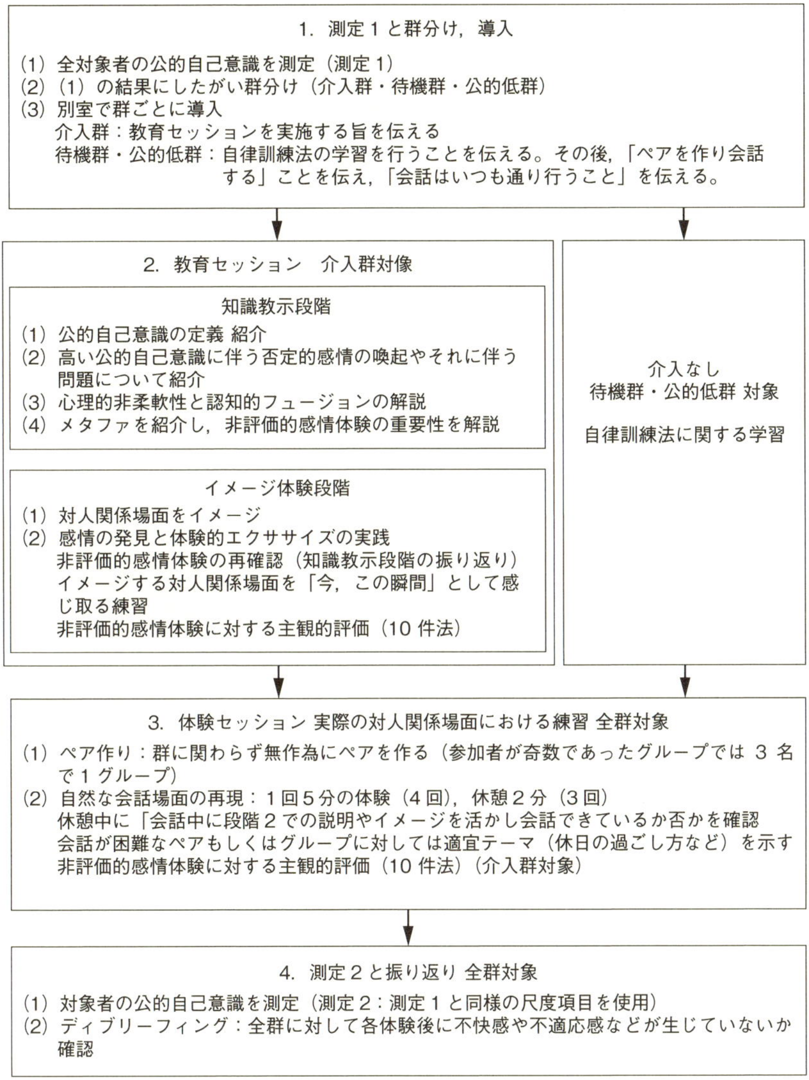

2. 本章の目的

```
┌─────────────────────────────────────────────────────────────┐
│              1. 測定1と群分け，導入                          │
│ (1) 全対象者の公的自己意識を測定（測定1）                    │
│ (2) (1)の結果にしたがい群分け（介入群・待機群・公的低群）    │
│ (3) 別室で群ごとに導入                                       │
│     介入群：教育セッションを実施する旨を伝える               │
│     待機群・公的低群：自律訓練法の学習を行うことを伝える。その後，「ペアを作り会話 │
│                      する」ことを伝え，「会話はいつも通り行うこと」を伝える。│
└─────────────────────────────────────────────────────────────┘
```

```
┌──────────────────────────────────────────┐  ┌─────────────────┐
│        2. 教育セッション 介入群対象        │  │                 │
│  ┌────────────────────────────────────┐  │  │                 │
│  │           知識教示段階              │  │  │    介入なし     │
│  │ (1) 公的自己意識の定義 紹介         │  │  │ 待機群・公的低群 対象 │
│  │ (2) 高い公的自己意識に伴う否定的感情の喚起やそれに伴う │  │  │                 │
│  │     問題について紹介                │  │  │ 自律訓練法に関する学習 │
│  │ (3) 心理的非柔軟性と認知的フュージョンの解説 │  │  │                 │
│  │ (4) メタファを紹介し，非評価的感情体験の重要性を解説 │  │  │                 │
│  └────────────────────────────────────┘  │  │                 │
│  ┌────────────────────────────────────┐  │  │                 │
│  │          イメージ体験段階           │  │  │                 │
│  │ (1) 対人関係場面をイメージ          │  │  │                 │
│  │ (2) 感情の発見と体験のエクササイズの実践 │  │  │                 │
│  │     非評価的感情体験の再確認（知識教示段階の振り返り）│  │  │                 │
│  │     イメージする対人関係場面を「今，この瞬間」として感 │  │  │                 │
│  │     じ取る練習                      │  │  │                 │
│  │     非評価的感情体験に対する主観的評価（10件法）│  │  │                 │
│  └────────────────────────────────────┘  │  │                 │
└──────────────────────────────────────────┘  └─────────────────┘
```

```
┌─────────────────────────────────────────────────────────────┐
│     3. 体験セッション 実際の対人関係場面における練習 全群対象 │
│ (1) ペア作り：群に関わらず無作為にペアを作る（参加者が奇数であったグループでは 3 名 │
│     で 1 グループ）                                           │
│ (2) 自然な会話場面の再現：1回5分の体験（4回），休憩2分（3回） │
│     休憩中に「会話中に段階 2 での説明やイメージを活かし会話できているか否かを確認 │
│     会話が困難なペアもしくはグループに対しては適宜テーマ（休日の過ごし方など）を示す │
│     非評価的感情体験に対する主観的評価（10件法）（介入群対象） │
└─────────────────────────────────────────────────────────────┘
```

```
┌─────────────────────────────────────────────────────────────┐
│              4. 測定2と振り返り 全群対象                     │
│ (1) 対象者の公的自己意識を測定（測定2：測定1と同様の尺度項目を使用） │
│ (2) ディブリーフィング：全群に対して各体験後に不快感や不適応感などが生じていないか │
│     確認                                                     │
└─────────────────────────────────────────────────────────────┘
```

Figure. 10 心理教育プログラム

的に私的事象を観察する過程についてメタファ（感情を評価することなく観察するためのイメージ）を用いた解説を行った。

ここでは，感情を評価することなく，相対化して観察する体験を促す代表的メタファ（武藤，2006；熊野，2009）である「川の上流から下流を流れる葉に感情を乗せ流す」方法を用いた。これは，数々のメタファの中でイメージしやすく，集団に適用しやすい。そして，イメージ体験段階では，個人で対人関係場面をイメージし，メタファを用い「今，この瞬間」に生じる感情を観察し，関与し受け入れる練習を行った。

体験セッションでは，他者とペアを組み会話するロールプレイを通して，実際の対人関係場面を体験する機会を設けた。ここでは，非評価的感情体験を実際の対人関係場面に適用する練習を行った。待機群・公的高群は，体験セッションでは，ペアで会話をすることのみを経験した。

プログラムは臨床心理学関連科目の授業内で実施した。教育セッション（知識教示段階およびイメージ体験段階）を実施していない待機群・公的低群は，別室で自律訓練法の学習を行った。自律訓練法は臨床場面のみならず，学校教育や産業など幅広い領域で用いられる体系的なリラクセーション法のひとつである。なお，対象者の全員が，本プログラムを体験する1週間前に，授業で自律訓練法の理論および実践を学習している。

また，後日，介入群に対して，待機群・公的低群と同様に自律訓練法について復習する機会を設けた。また，待機群・公的低群に対しては本プログラムを紹介・体験する機会を設け，学生によって学習内容に相違ないよう授業を構成した。

(4) 解析対象者と群分け

2008年11月に実施した実験Iの内，計9名（平均年齢19.00 ± 0.94歳）が介入群であり，男性4名（平均年齢19.75 ± 0.83歳），女性5名（平均年齢18.40 ± 0.49歳）であった。待機群は，尺度に記入漏れがあった1名を除く計8名（平均年齢18.50 ± 0.50歳），男性4名（平均年齢18.25 ± 0.43歳），女性4名（平均年齢18.75 ± 0.43歳）であった。また，公的低群は，計21名（平均年齢19.48 ± 2.14歳），男性7名（平均年齢20.14 ± 2.34歳），女性14

名（平均年齢 19.14 ± 2.03 歳）であった。

(5) 分析方法

はじめに，介入群を対象に，イメージ体験段階・体験セッションにおけるイメージ評価点の変化を検討した。ここでは，イメージ体験段階および体験セッションのイメージ評価点について Wilcoxson の順位和検定を行った。

つぎに，プログラム実施前・実施後・実施後 1 週間（以下，測定段階）の公的自己意識得点について群間の差を検討した。ここでは，測定段階ごとの公的自己意識得点について，群における Mann-Whitney の U 検定を行った。

最後に，測定段階における公的自己意識得点の変化を検討した。ここでは，群ごとに測定段階における公的自己意識得点の Freedman 検定を行った。なお，Freedman 検定の結果，有意差および有意傾向にあることが認められた場合，測定段階の組み合わせにおいて，Bonferroni の不等式による修正を利用した Wilcoxson の順位和検定を実施した。

[4] 結　果
(1) イメージ評価点の検討

イメージ体験段階におけるイメージ評価得点の平均は 8.11 ± 1.34 点であった。また，体験セッションにおけるイメージ評価得点の平均は 6.67 ± 2.75 点であった。加えて，イメージ体験段階・体験セッションにおけるイメージ評価点について比較した。その結果，有意差は認められなかった（$Z=1.58$, $n.s.$）。

(2) 測定段階における公的自己意識得点の群間比較

測定段階ごとに，公的自己意識得点の群間比較を行った（figure. 11）。その結果，プログラム実施前では，介入群と比較し，待機群および公的低群の得点が有意に低いことが認められた（$Z=2.51$, $p<0.05$；$Z=4.28$, $p<0.01$）。また，待機群と比較して公的低群の得点が有意に低いことが認められた（$Z=4.10$, $p<0.01$）。プログラム実施後では，介入群と待機群との間で有意差は認められず（$Z=0.05$, $n.s.$），介入群および待機群と比較して公的低群の得点が有意に低いことが認められた（$Z=2.79$, $p<0.01$；$Z=3.26$, $p<0.01$）。プ

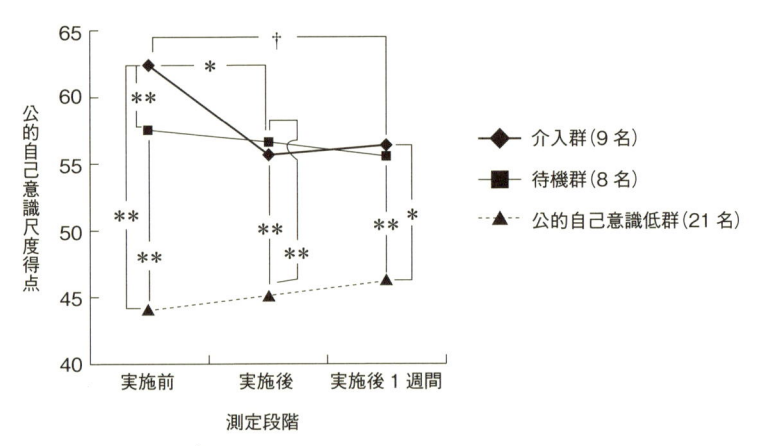

**p<0.01, *p<0.05, †p<0.10
(1) 公的自己意識得点の群間差を検討するため，時期ごとに公的自己意識得点について Mann-Whitney の U 検定を行った。
(2) 介入群・待機群・公的自己意識低群ごとに，測定段階×公的自己意識得点の Freedman 検定を実施した。
(3) (2)で有意差が認められた介入群について，測定段階間の差を検討するため，測定段階の組み合わせにおいて，Bonferroni の不等式による修正を利用した Wilcoxson の順位和検定を実施した。

Figure. 11 測定段階における公的自己意識得点の群間差および心理教育プログラム体験前後および実施後1週間における公的自己意識得点の変化

ログラム実施後1週間では，介入群と待機群との間で有意差は認められず（$Z=0.10$, $n.s.$），介入群および待機群と比較して公的低群の得点が低いことが認められた（$Z=2.43$, $p<0.05$; $Z=2.86$, $p<0.01$）。

(3) 介入群における公的自己意識得点の変化

介入群を対象に測定段階における公的自己意識得点の変化を検討した（Figure. 11）。その結果，プログラム実施後，公的自己意識得点が有意に低くなることが認められた（$\chi^2_{(2)}=6.69$, $p<0.05$）。この結果を受けて，測定段階の組み合わせごとに公的自己意識得点を比較検討した。その結果，実施前と実施後との間に有意差（$Z=2.44$, $p<0.05$），実施前と実施後1週間との間で有意傾向にあることが認められた（$Z=2.26$, $p<0.05$）。実施後と実施後1週間との間で有意差は認められなかった（$Z=0.91$, $n.s.$）。

(4) 待機群・公的低群における公的自己意識得点の変化

待機群および公的低群を対象に，測定段階における公的自己意識得点の変化を検討した（Figure. 11）。その結果，プログラム実施前後において，両群とも公的自己意識得点に有意差は認められなかった（待機群：$\chi^2_{(2)}=0.45$, $n.s.$；公的低群：$\chi^2_{(2)}=1.72$, $n.s.$）。

[5] 考　察

本研究では，まず，本プログラムで採用した非評価的感情体験について，その主観的評価を尋ねた。その結果，イメージ体験段階と体験セッションにおける各イメージ評価点の間で有意な差は認められなかった。教育セッションのイメージ体験段階は，介入群がはじめて非評価的体験を行った段階である。この時のイメージ評価点は10点中，平均8.11 ± 1.29）点であり，非評価的感情体験は概ね体験可能であったといえる。また，イメージ体験段階と体験セッションにおけるイメージ評価点の間に有意な差が認められなかったことから，教育セッションにおける事前の練習は，非評価的体験を促進する要因になるとも考えられる。しかしながら，体験セッションにおけるイメージ評価点の平均は6.67 ± 2.75点と，必ずしも全員が十分に体験可能であったとは言い切れない。今後はより主観的体験が可能となるプログラムの開発が必要である。

つぎに，プログラムの実施効果を確認するため，介入群を対象に，公的自己意識の変化を検討した。その結果，プログラム実施後に公的自己意識が低減することが示された。また，公的自己意識の低減効果はプログラム実施1週間後まで持続される傾向にあることが示された。これらの結果から，「今，この瞬間」における感情や意識を意図的に制御せず観察し，関与し，受け入れる，非評価的感情体験を経ることで，高い公的自己意識が低減することが推測できる。

これまで，高い公的自己意識が自己否定的感情を喚起し，対人不安や対人関係場面からの回避行動を導く要因となることが示されている（Fenigstein, Scheier, & Buss, 1975; Buss, 1980; 辻，1998）。これらの基礎的知見を踏まえると，本プログラムを用いることで，学生のメンタルヘルスを保持増進する一助となることが期待できる。また，本プログラムの実施効果は1週間と短期間ではあるが持続する可能性が示された。今後，プログラム内容や実施回数を検討

することで，より長期的な効果を期待できる。

加えて，待機群および公的低群を対象に公的自己意識の変化を検討した。その結果，両群とも，公的自己意識得点の有意な変化は認められなかった。今回の検討では，後述する通り，群分けに問題が残存する。したがって，介入群と待機群とを単純に比較することはできない。しかし，公的自己意識が本研究における基準よりも高く，非評価的感情体験を経験していない待機群で公的自己意識が低減しないといった結果をみると，本プログラムには一定の効果があるといえる。

2 研究9 非評価的感情体験に基づく心理教育が自己意識および身体像不満足感に及ぼす影響[4]

[1] はじめに

研究9では，開発した心理教育プログラムを実施することで，高い公的自己意識が低減する可能性が示唆された。また，研究6～研究8までの結果から，高い公的自己意識の低減に伴い，身体に関する他者評価不満足感の強さも低減する可能性が推測できる。仮に，本プログラムを実施することで，身体に関する他者評価不満足感が低減することが期待できるのであれば，身体に関する他者評価不満足感が影響を及ぼす全身のふくよかさ不満足感や食物摂取コントロール不能感などを低減することも期待できる。

こうした中，前述の通り，心理教育の効果を高めるために，十分な教育を行った上で体験することが必要不可欠であり，Prochaska & DiClement (1983) による理論横断モデルをみても，介入の初期段階で，"予防の必要性" などを意識付け，動機付ける必要性が示唆されている。したがって，食行動の問題に関与するための心理教育を実施する上でも，その前提として，食行動の問題が発現・維持する心理的メカニズムを知り，予防する重要性を十分に教示する必要がある。

---

4) 本研究は，科研費（22730558）の助成を受け実施した。

［2］ 目　　的

　本研究では，特に身体に関する他者評価不満足感が強い女子学生（グループA・グループBの2群）を対象にプログラムを実施することで，公的自己意識の低減および身体に関する他者評価不満足感の低減効果について検討することを目的とした。また，プログラム実施前の知識教育の有無により，効果に相違が認められるか否かを検討することをあわせて目的とした。

［3］ 研究方法

(1)　実験対象者

　グループAでは女子学生34名（平均年齢20.59 ± 5.44歳），グループBでは女子学生34名（平均年齢19.50 ± 3.29歳）を対象に，事前調査を実施した。

　事前調査の回答に不備があった者，また，本研究では，EDの好発年齢にあたる女子学生を対象とするため，研究5と同様に22.52歳よりも年齢が高い者を除き，研究7における調査を参考に，BIDSの内，身体に関する他者評価不満足感尺度の平均得点を算出し，22.30点以下の者を除いた。

　以上から，グループAでは16名（平均年齢18.31 ± 0.60歳），グループBでは15名（平均年齢18.40 ± 0.83歳）を実験の対象とした。

(2)　調査項目および測定尺度

　事前調査では，両グループとも，基礎事項（年齢・身長・体重・ED罹患歴），自己意識尺度項目，BIDS，AEBSに回答を求めた。

　実験開始後，教育セッションにおけるイメージ体験段階・体験セッションでイメージ評価点（10段階評価）を尋ねるとともに，終了後，自己意識尺度，BIDSを用い測定を行った。

(3)　プログラム実施方法

　プログラムは研究8と同様のものを使用した。グループA・グループBごとに教育セッション・体験セッションを実施した（Figure. 12）。教育セッションにおける知識教示段階では，研究6および研究7の結果（Figure. 9）を端的にまとめたハンドブックを使用し，自己意識と身体像不満足感，食行動の

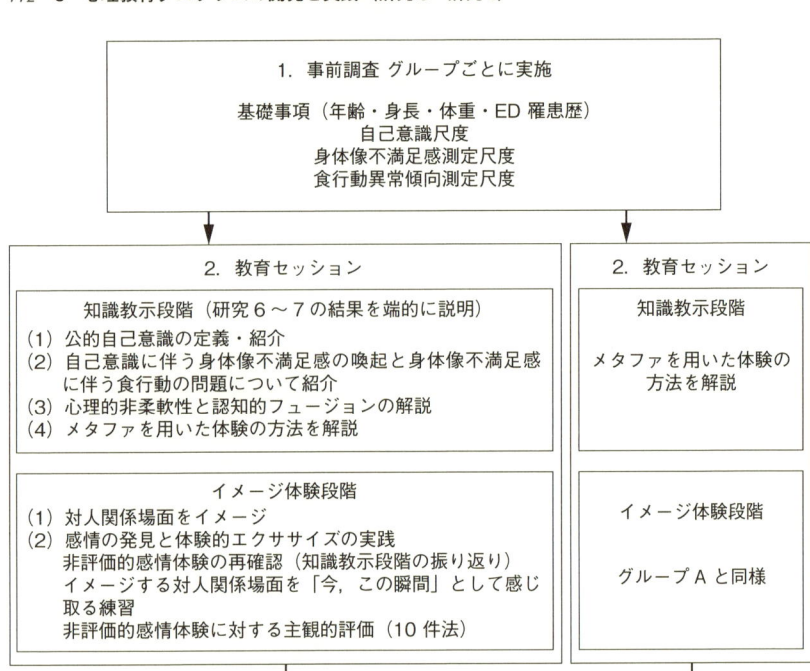

```
┌─────────────────────────────────────────────────┐
│        1．事前調査 グループごとに実施            │
│                                                 │
│    基礎事項（年齢・身長・体重・ED 罹患歴）       │
│              自己意識尺度                        │
│           身体像不満足感測定尺度                 │
│          食行動異常傾向測定尺度                  │
└─────────────────────────────────────────────────┘
                    │              │
                    ▼              ▼
┌──────────────────────────────┐ ┌──────────────────┐
│      2．教育セッション        │ │  2．教育セッション │
│                              │ │                  │
│ 知識教示段階（研究6～7の結果を端的に説明）│ │  知識教示段階    │
│ (1) 公的自己意識の定義・紹介  │ │                  │
│ (2) 自己意識に伴う身体像不満足感の喚起と身体像不満足感│ │ メタファを用いた体験の│
│     に伴う食行動の問題について紹介│ │  方法を解説      │
│ (3) 心理的非柔軟性と認知的フュージョンの解説│ │                  │
│ (4) メタファを用いた体験の方法を解説│ │                  │
├──────────────────────────────┤ ├──────────────────┤
│      イメージ体験段階         │ │                  │
│ (1) 対人関係場面をイメージ    │ │  イメージ体験段階 │
│ (2) 感情の発見と体験的エクササイズの実践│ │                  │
│   非評価的感情体験の再確認（知識教示段階の振り返り）│ │  グループA と同様 │
│   イメージする対人関係場面を「今，この瞬間」として感じ│ │                  │
│   取る練習                   │ │                  │
│   非評価的感情体験に対する主観的評価（10件法）│ │                  │
└──────────────────────────────┘ └──────────────────┘
                    │              │
                    ▼              ▼
┌─────────────────────────────────────────────────┐
│  3．体験セッション 実際の対人関係場面における練習 グループごとに実施 │
│ (1) ペア作り：群に関わらず無作為にペアを作る（参加者が奇数であったグループでは3名│
│     で1グループ）                                 │
│ (2) 自然な会話場面の再現：1回5分の体験（4回），休憩2分（3回）│
│   休憩中に「会話中に段階2での説明やイメージを活かし会話できているか否かを確認│
│   会話が困難なペアもしくはグループに対しては適宜テーマ（休日の過ごし方など）を示す│
│   非評価的感情体験に対する主観的評価（10件法）    │
└─────────────────────────────────────────────────┘
                    │
                    ▼
┌─────────────────────────────────────────────────┐
│       4．測定2と振り返り グループごとに実施       │
│ (1) 対象者の自己意識，身体像不満足感を測定（事前調査と同様に，自己意識尺度・身体像│
│     不満足感測定尺度を使用）                      │
│ (2) ディブリーフィング：全対象者に対して各体験後に不快感や不適応感などが生じていな│
│     いか確認                                      │
└─────────────────────────────────────────────────┘
```

Figure. 12　心理教育プログラム

問題の各関係について教示した。

　なお，知識教育の有無による効果の相違を検討するため，グループBでは，教育セッションにおける知識教示段階では，メタファを用いた体験の方法のみを説明した。

(4) 解析方法

まず，グループ間の相違を検討するため，BMI 値，イメージ評価点，自己意識尺度得点，BIDS 得点，AEBS 得点について，グループにおける Mann-Whitney の U 検定を行った。次に，測定段階における自己意識尺度得点，BIDS 得点の変化を検討した。ここでは，グループごとに，測定段階における公的自己意識尺度得点，BIDS 得点の Freedman 検定を行った。

[4] 結　果

グループ A の平均身長は 159.41 ± 6.03cm，平均体重は 58.13 ± 12.20kg，グループ B の平均身長は 159.74 ± 6.00cm，平均体重は 57.16 ± 9.66kg であり，事前調査対象者中で ED の診断を受けたと申告した者はいなかった。

はじめに，事前調査における測定値・尺度得点について，グループの相違を検討した結果，イメージ体験段階・体験セッションにおけるイメージ評価点でのみグループ A の得点が高いことが示された（BMI：$Z=0.93$, $n.s.$；全身のふくよかさ不満足感：$Z=0.73$ $n.s.$；身体に関する他者評価不満足感：$Z=0.77$, $n.s.$；顔に関する不満足感：$Z=0.73$, $n.s.$；食物摂取コントロール不能：$Z=1.65$, $n.s.$；不適応的食物排出行動：$Z=2.03$, $n.s.$；食物摂取コントロール：$Z=0.54$, $n.s.$；イメージ体験段階：$Z=3.34$, $p<0.01$；体験セッション：$Z=4.01$, $p<0.01$）。

つぎに，時期（事前調査・実施後）における自己意識尺度および BIDS 得点について Wilcoxson の順位和検定を行った結果，実施後，A クラスでは，公的自己意識および身体に関する他者評価不満足感尺度，顔に関する不満足感尺度得点が低下することが示された（私的自己意識：$Z=0.83$, $n.s.$；公的自己意識：$Z=2.09$, $p<0.05$；全身のふくよかさ不満足感：$Z=1.20$, $n.s.$；身体に関する他者評価不満足感：$Z=2.46$, $p<0.05$；顔に関する不満足感：$Z=2.05$, $p<0.05$）。B クラスでは，全ての尺度得点に差は認められなかった（私的自己意識：$Z=0.72$, $n.s.$；公的自己意識：$Z=1.03$, $n.s.$；全身のふくよかさ不満足感：$Z=0.74$, $n.s.$；身体に関する他者評価不満足感：$Z=0.98$, $n.s.$；顔に関する不満足感：$Z=0.14$, $n.s.$）。

[5] 考　察

　本研究では，研究8で開発した心理教育プログラムを実施することで，自己意識および身体像不満足感の変化について検討した。当初，心理教育プログラムの内容から，特に公的自己意識と公的自己意識の高さが関連する身体に関する他者評価不満足感の低減効果を期待した。

　はじめに，グループAとグループBの測定値を比較したところ，イメージ評価点のみでグループAが高いことが示された。この結果から，イメージ体験の方法のみを教示されたグループBと比較して，イメージ体験の"基礎"を教示されたグループAでは，一層のイメージ体験が可能であることが推測できる。したがって，心理教育の過程において，同様に方法が教示され，ある体験を実施する機会が設定されたとしても，その前提として知識教育が行われない場合，心理教育の効果は低減すると考えられる。このことから，心理教育を実施する際，事前に対象者が理解できる知識教育（その方法を用いて体験する意味と意図を十分に伝える教育）を行う必要がある。

　つぎに，グループA・グループBごとに，心理教育実施前後の自己意識および身体像不満足感の変化について検討した。その結果，グループAでのみ，心理教育実施後，公的自己意識および身体に関する他者評価不満足感，顔に関する不満足感の低減効果が認められた。

　本研究で使用した心理教育プログラムは公的自己意識に関与することを目的とし開発されたものであり，グループAの公的自己意識が低減する結果は期待された結果である。一方，グループAと同様のイメージ体験段階と体験セッションを経験したグループBでは，全ての測定値で変化は認められなかった。これは，知識教育が"体験すること"（本研究ではイメージすること）を促進する可能性を示しているといえる。加えて，グループAでは，公的自己意識と合わせて身体に関する他者評価不満足感，顔に関する不満足感も低減することが示された。

　研究7の通り，公的自己意識は，関連する身体に関する他者評価不満足感や顔に関する不満足感と密接に関連するものである。本心理教育を実施することで公的自己意識が低減したことに付随し，身体に関する他者評価不満足感や顔に関する不満足感（特に他者から観察可能な身体部位に対する評価不満）が低

減したものと考えられる。

以上から，十分な知識教育を前提に心理教育を実施することで，その効果が期待でき，また，公的自己意識を低減させる方法を適用することで，食行動の問題の起点となる身体に関する他者評価不満足感を低減し得る可能性が認められた。

3. 本章のまとめ

本章では，①高い公的自己意識を低減させることを目的とした心理教育プログラムを開発し，前章までの研究結果に基づき，②①と同様の心理教育プログラムを特に身体に関する他者評価不満足感が強い者を対象に実施し，自己意識および身体像不満足感の低減について検討を行った。

心理教育プログラムの内，知識教育では，自己意識の理論的側面と食行動の問題に関する理解，自己意識と身体像不満足感，食行動との問題の密接な関係について理解を深め，その予防の必要性について意識付けを行った。その結果，これらの意識付けを行う場合，心理教育の効果が認められた。したがって，これまで心理教育や健康教育を実践する上で重要とされてきた知識教育の過程は，食行動の問題を予防する関わりを実践する過程でも必要不可欠といえる。しかし，今回，知識教育内容に対する対象者の認識について検討していない。今後は，知識教育内容の質・量を検討する必要があり，新たな教材の開発も必要である。

また，心理教育プログラムの内，体験セッションでは，対人関係場面におけるロールプレイを実施した。慣れ親しんだ場面（対人関係場面）による体験型学習であるため，身体像不満足感や食行動異常・EDに関する危険性をそのまま提示するよりも侵襲性が低く，学生が"楽しく"実施することができるプログラムである。そして，ロールプレイによって自身の感情を確かめ，眺めるといった手続きは困難なものではなく，日常生活で継続して行える可能性も期待できる。また，施行時間も短いため，複数回施行することによる効果も期待できる。

本研究で予備的に検討した非評価的感情体験は，簡便であり，短期間で終了

することができる。そこで、たとえば学校精神保健の場において、メンタルヘルスの保持増進に係る予防教育や健康開発の方法論として適用できる可能性がある。また、自身の感情や意識を意図的に制御しないこと、個人のイメージを使用した上で、実際の対人関係場面を体験することから、対象者への侵襲性も低い。

以上、今後、継続した検討が必要ではあるが、本章における研究結果を踏まえれば、公的自己意識の低減や身体に関する他者評価不満足感の低減は、その後の食行動異常発現リスクを低くすることが期待される。また、公的自己意識を低減させることを目的とした心理教育プログラムを実施することで、公的自己意識が低減することと合わせて、身体に関する他者評価不満足感が低減するといった結果をみると、Figure. 9 の仮説モデルにおけるプロセス1と一致し、公的自己意識の高さを食行動の問題の起点として置くことも、今後、更に実証的研究を行う必要もあるが、妥当といえる。また、Figure. 9 の仮説モデルを踏まえれば、本心理教育プログラムを学校精神保健の場で適用することで、食行動の問題を予防し得る可能性が期待できる。

こうした中、本研究の限界として、研究8では、対象者の群分けの問題が挙げられる。ここでは、ランダム化比較試験の計画に則り実施し、対象者の群分けは、便宜上、公的自意識平均得点を基準に行った。しかし、その標準偏差は9.43と大きく、無作為に分類したにもかかわらず、同質の群を設定できない結果となった。今後、層別無作為化を実施するなど、研究計画についても更に検討する必要がある。

加えて、研究8では高い公的自己意識が学生のメンタルヘルスを阻害する要因となるといった観点から、公的自己意識の変化を確認した。しかし、高い公的自己意識そのものが問題となる訳ではなく、高い公的自己意識に伴い喚起される否定的感情が問題となる（Buss, 1980；辻, 1998）が本プログラムで対象とした感情体験は、その質的側面を同定していない。したがって、メンタルヘルスの保持増進を目的に、公的自己意識の高揚に関与する場合、対象者の私的事象である感情体験の質的側面を考慮した検討を行う必要がある。そして、今後、予備的研究である研究8をもとに、高い公的自己意識が関係する心理的状態や行動をアウトカム変数として採用する必要がある。更に、実施効果の検討

について，実施後1週間のみの検討であり，長期的効果について言及することはできない。

また，研究9では，統制群を設定していない実験計画であるとともに，心理教育実施前後の効果のみを検討している。したがって，今後は，適確な実験計画に基づき，改めて効果検討を行うとともに，持続効果，たとえば，心理教育プログラムで採用した方法論を日常生活で適用することの効果などを検討し，身体に関する他者評価不満足感の低減効果に伴う全身のふくよかさ不満足感（痩せ願望）の変化や食行動の変化について検討する必要がある。

9

総合考察

　本書では，7つの調査研究，2つの介入研究を通して，新たに身体像不満足感を測定する尺度，食行動異常[1]の傾向を測定する尺度を開発し，食行動の問題の実態や発現・維持に係る心理的メカニズムを検討した。また，これらの基礎的知見に基づき，心理教育プログラムを開発し，短期的効果を検討した。

　本章では，各研究をまとめ考察する。

1. 食行動の実態

　研究1では，女子大学生の体型（BMI）やボディ・イメージについて検討した。検討の結果，全対象者中，「痩せ」に分類される者の4.62%，「普通」に分類される者の8.24%，「肥満」に分類される者の8.00%で食行動異常傾向が強いことが明らかとなった。

　また，開発した尺度を用い調査を実施した研究5では，BMIで「痩せ」に分類される者100名の内4名（4.00%），「普通」に分類される者408名の内8名（1.96%），「肥満」に分類される者46名の内8名（17.39%）で食物摂取コントロール不能尺度のカットオフポイント以上であることが明らかとなった。また，AEBSを用いた調査を実施した研究5では，BMIの分類で「痩せ」に分類される者100名の内3名（3.00%），「普通」に分類される者408名の内13名（3.19%），「肥満」に分類される者46名の内1名（2.17%）で不適応的食物排出行動尺度のカットオフポイント以上であることが明らかとなった。また，食物摂取コントロール尺度では，「痩せ」に分類される者100名の内4名

---

[1] EDの診断基準を満たさないが，EDの臨床的特徴と類似するようなEDハイリスク群の食行動を食行動異常とする。

(4.00%),「普通」に分類される者408名の内19名(4.66%),「肥満」に分類される者46名の内1名(2.17%)でカットオフポイント以上であることが明らかとなった。

以上の実態をみると,実際の体型によらず,食行動の問題を呈する者が少なからず存在し,女子学生を対象に食行動の問題を予防するための基礎的研究や支援法の開発,そして具体的支援を実施する必要があるといえる。

これらの実態に基づき,食行動の問題が身体像不満足感の強さと密接に関係することから,研究1の一部と研究5および研究6では,身体像不満足感との関連性・影響性について検討し,食行動の問題を発現・維持する心理的メカニズムを検討した。

2. 食行動の問題と身体像不満足感

研究1では,食行動の問題と身体像不満足感との関連性を検討する前に,体型(BMI)と身体像不満足感および食行動の問題との関連性について検討した。検討の結果,実際の体型と理想的ボディ・イメージとの間には関連性が希薄であることが示され,研究1で対象とした女子大学生の場合,自己の身体をある程度は正当に評価している一方で,求める理想的な身体は,体型に関わらず痩身である可能性が推測された。

また,女子学生の食行動の問題について,その特徴を明らかとした結果(EAT-26得点に対する探索的因子分析を実施),信頼性係数が高い因子として,「食物摂取コントロール感」因子,「食物に関する捉われ感」因子,「肥満恐怖」因子,「嘔吐」因子が抽出された。ここで,項目の内容から,「食物摂取コントロール感」因子は一般的に行われるダイエット行動を表す因子であり,それ以外は,EDの臨床症状を表す因子であると判断した。

以上の因子と,BMI,身体像不満足感(シルエット画項目を用いて評価)との関連性を検討した結果,「痩せ」群よりも「普通」群で食物摂取コントロール感が強く,BMI値が高くなる程(「痩せ」群<「普通」群<「肥満」群),肥満恐怖を強く有することが認められた。また,身体像不満足感が強い場合,食物摂取コントロール感が強く,肥満恐怖も強いことが示された。これらの結

果から，普通体型でダイエット行動を呈する頻度が高く，体型がふくよかになる程，肥満恐怖が強いことが推測される。また，身体像不満足感が強い場合，ダイエット行動やEDの臨床症状に類似する食行動を呈する可能性も示された。したがって，実際の体型によらず，食行動の問題が発現し，かつ，食行動の問題を発現する背景には，身体像不満足感が存在するといえる。

　研究5では，身体像不満足感を測定する尺度（研究2の開発尺度）と学生の食行動異常を測定する尺度（研究3および研究4の開発尺度）を用いて，学生群と臨床群を対象として，BIDSで測定される各身体像不満足感がAEBSで測定される各食行動異常に与える影響を検討した。検討の結果を整理すると，身体像不満足感が食行動の問題に与える影響として，以下のプロセスを想定した。

　学生群
① "身体に関する他者評価不満足感" が "全身のふくよかさ不満足感" および "食物摂取コントロール不能" に影響
② "全身のふくよかさ不満足感" を介在する "身体に関する他者評価不満足感" が "食物摂取コントロール" に影響
③ "食物摂取コントロール" は "食物摂取コントロール不能" に影響

　臨床群
① "身体に関する他者評価不満足感" が "全身のふくよかさ不満足感" に影響（食行動の問題に影響なし）
② "身体に関する他者評価不満足感" が "食物摂取コントロール" に影響
③ "食物摂取コントロール" は "食物摂取コントロール不能" に影響

　以上から，学生群と臨床群を比較した場合，身体像不満足感と食行動異常とをそれぞれ単独でみると，身体像不満足感では，両群とも共通して "身体に関する他者評価" が "全身のふくよかさ不満足感" に影響を与えることがわかった。このことから，たとえば，対人関係場面において，他者から「太っている」と評価されていることへの不満が生じる場合に，痩せ願望が生じることが推測され，この結果は現実と一致するものといえる。

一方，食行動異常では，両群とも"食物摂取コントロール"が"食物摂取コントロール不能"に影響を与えることが示された。このことから，極端なダイエット行動を継続することで，食事[2]をセルフ・コントロールできない状態が生じることが推測され，これは，食行動異常からEDへ進展するといった先行研究を支持するものといえる。

　また，身体像不満足感が食行動異常に与える影響をみると，学生群の場合，"全身のふくよかさ不満足感"を介在した"身体に関する他者評価不満足感"が"食物摂取コントロール"に影響することが示された。このことから，他者から「太っている」と評価されていることへの不満から生じる痩せ願望が，極端なダイエットを発現・維持すると考えられる。そして，"身体に関する不満足感"が"食物摂取コントロール不能"に影響することが示された。このことから，他者から「太っている」と評価されていることへの不満が，食事をセルフ・コントロールできない状態を発現・維持する可能性が推測できる。現代社会において，ダイエット行動が一般的なものとなる一方，失敗する可能性の高さが指摘されている。こうした中，他者から「太っている」と評価されていると認識する場合，食事をセルフ・コントロールする行動が持続されるものの上手くいかず，食事をセルフ・コントロールできない状態に陥るとも考えられる。今後は，ダイエット行動の成功・失敗経験を考慮した検討も必要である。そして，臨床群では，特に"身体に関する他者評価不満足感"が"食物摂取コントロール不能"へ影響することが学生群との相違であった。

　以上をまとめ考察すると，他者から「太っている」と評価されていることへの不満足感が痩せ願望を喚起し，極端なダイエット行動を発現・維持し，（極端なダイエット行動を維持すると仮定した場合）他者からの評価を一層否定的に認識することで，「ダイエットさえもコントロールできない状況」に陥る可能性も推測できる（Figure. 13）。

　一方，研究6では，身体像不満足感（全身のふくよかさ不満足感・身体に関する他者評価不満足感）の持ち方により食行動異常に相違が認められるか否か，性差を踏まえて検討した。その結果，女子学生・男子学生ともに，全身のふく

2）　食事とは，間食などを含めた全般的な食物摂取行動を指す。

2. 食行動の問題と身体像不満足感

```
┌─────────────────────┐      ┌─────────────────────┐
│ 身体に関する他者評価不満足感 │◀┄┄┄┄│ 食物摂取コントロール不能 │
│ 他者から「太っている」と    │      │ 食事をセルフ・コントロールできない状態 │
│ 評価されていることへの不満足感 │      └─────────────────────┘
└─────────────────────┘               ▲
  │         │                         ┊
  ▼         ▼                         ┊
┌──────────┐  ┌─────────────────────┐ ┊
│全身のふくよかさ │  │ 食物摂取コントロール     │┄┘
│不満足感     │─▶│ 極端なダイエット行動の発現・維持│
│痩せ願望     │  └─────────────────────┘
└──────────┘
```

――――― は解析の結果明らかとなった影響性
┄┄┄┄┄ は極端なダイエット行動を維持していると仮定した場合に想定できるプロセス

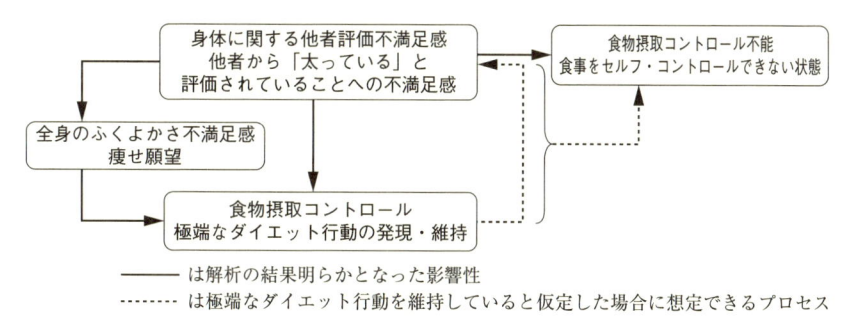

Figure. 13　食行動異常発現・維持の仮説モデル

よかさ不満足感と身体に関する他者不満足感の両者が強い場合，食事をセルフ・コントロールできない状態や極端なダイエット行動の出現率が高い可能性が推測された。また，特に，女子学生をみると，全身のふくよかさ不満足感のみではなく身体に関する他者評価不満足感を有することで，食事をセルフ・コントロールできない状態に陥る可能性が推測される。そして，身体に関する他者評価不満足感のみではなく全身のふくよかさ不満足感を有することで，極端なダイエット行動が出現・維持される可能性が推測される。

以上から，全身のふくよかさ不満足感と身体に関する他者評価不満足感の強さが食事をセルフ・コントロールできない状態，極端なダイエット行動の発現頻度を高める可能性が推測できるが，特に女子学生の場合，食事をセルフ・コントロールできない状態は，他者から「太っている」と評価されていることへの不満が関係すると考えられる。また，極端なダイエット行動は，全身や身体パーツのふくよかさに伴い喚起される痩せ願望が関係すると考えられる。

この結果も Figure. 13 の仮説モデルと一致する結果であり，女性の身体像不満足感や食行動の問題を扱う際，単に痩せ願望の有無をターゲットとするのみではなく，"他者との関係の中で生じる不満と痩せ願望"について丁寧に扱う必要があるだろう。また，食行動の問題の起点を他者評価の認識と不満足感と想定すれば，食行動の問題を予防することや具体的支援を行う場合，他者評価への認識とその結果生じる不満足感や否定的感情を取り上げる必要がある。

3. 自己意識保有パターンと身体像不満足感，食行動異常

　身体像不満足感や食行動の問題を生じさせる背景には，個人の心理的な要因が潜在するものと考えられる。これまで，先行研究では，身体像不満足感や食行動の問題について，社会文化的影響を多大に受けるとされる自己意識を変数として扱い，検討が進められてきたが，本邦における研究は少なく，検討の余地がある。また，公的自己意識・私的自己意識に二分した立場に立つ自己意識研究が多い中，身体像不満足感や食行動の問題に係る研究では，公的自己意識の関連性や影響性のみに言及されたものがほとんどであり，私的自己意識を考慮した検討を行う必要もある。

　こうしたことから，研究7では，私的自己意識・公的自己意識の保有パターン（自己意識保有パターン）を抽出し，自己意識保有パターンにおける身体像不満足感・食行動異常の相違について検討を行った。

　検討の結果，自己意識保有パターンは，両自己意識が低いパターン，公的自己意識が高いパターン，私的自己意識が高いパターン，両自己意識が高いパターンの4パターンに分類された。

　自己意識保有パターンと身体像不満足感との関連性について検討した結果，両者が低いパターンよりも公的自己意識が高いパターンで"全身のふくよかさ不満足感"が強く，両者が低いパターンよりも両者が高いパターンや公的自己意識が高いパターンで"身体に関する他者評価不満足感"が強く，私的自己意識が高いパターンよりも両者が高いパターンや公的自己意識が高いパターンで"身体に関する他者評価不満足感"と"顔に関する不満足感"が強いことが明らかとなった。

　こうしたことから，対人関係場面で他者と対面し公的自己意識が高揚[3]する場合，"身体に関する他者評価不満足感"が喚起される可能性が推測された。

---

[3] これまでの通り，特性的な私的自己意識が高い場合は，状態的な私的自己意識が高揚し，特性的な公的自己意識が高い場合は，状態的な公的自己意識が高揚すると仮定した。また，自己意識の単一焦点仮説に基づき，自己意識が高揚する際には，私的自己意識・公的自己意識のどちらか一方が高揚するものと仮定した。

自己意識理論では，公的自己意識が高揚する場合，自己の理想的基準が明確化し，現実の自己と比較する。しかし，現実の自己が理想的基準に及ぶことは少なく，その結果として自己否定感が喚起されることが示されている（e.g., Buss, 1980）。これに基づき考察すると，対人関係場面で公的自己意識が高揚することで，理想的な痩身が明確化され，現実には追いつくことができない自己身体像と比較することで，他者から「太っている」と評価されていることへの不満が喚起されるものと考えられる（Figure. 9，プロセス1）。

また，第6章を踏まえると，対人関係場面において，公的自己意識が高揚することで，他者から「太っている」と評価されていることへの不満が喚起され，その影響から痩せ願望が喚起されるものと考えられる（Figure. 9，プロセス2）。こうした中，公的自己意識の内，「外見への意識」は自動処理され，セルフ・コントロールが困難であることが指摘されている。こうした指摘を踏まえると，公的自己意識の高揚に伴い喚起される"身体に関する他者評価不満足感"をセルフ・コントロールすることも難しいと考えられる。

加えて，"顔に関する不満足感"も，特に公的自己意識が関連する感情であることが示された。"顔に関する不満足感"は顔の大きさや容姿など，他者から最も観察可能な自己を象徴する側面（いわば公的な側面）に対する不満であり，公的自己意識と密接に関係すると考えられ，特に公的自己意識が高い場合に顔に関する不満足感が強いといった関係は了解可能である。

つぎに，自己意識保有パターンと食行動異常との関連性について検討した結果，私的自己意識や公的自己意識のどちらか一方が高いパターンより，両自己意識が高いパターンで"食物摂取コントロール不能"の状態に陥っている可能性が高く，私的自己意識が高いパターンより，両自己意識が高いパターンで"不適応的食物排出行動"の出現頻度が高いことが示された。また，自己意識保有パターンと"食物摂取コントロール"との間に関連性は認められなかった。

以上の結果を研究5および研究6や上記の結果から考察すると，極端なダイエット行動[4]を呈している中，対人関係場面において，公的自己意識の高揚に

---

4) 身体に関する他者評価不満足感から影響を受ける痩せ願望を低減するためのセルフ・コントロールであり，自己意識は直接関わらない行動。

9 総合考察

[図：食行動異常発現・維持の仮説モデル2]

対人関係場面
他者から評価され得る環境

公的自己意識の高さ
感情の喚起

私的自己意識の高さ
感情への注視と感情の強化

身体に関する他者評価不満足感
他者から「太っている」と
評価されていることへの不満足感

食物摂取コントロール不能
食事をセルフ・コントロールできない状態

全身のふくよかさ不満足感
痩せ願望

食物摂取コントロール
極端なダイエット行動の発現・維持

不適応的食物排出行動
セルフ・コントロールの唯一の方法

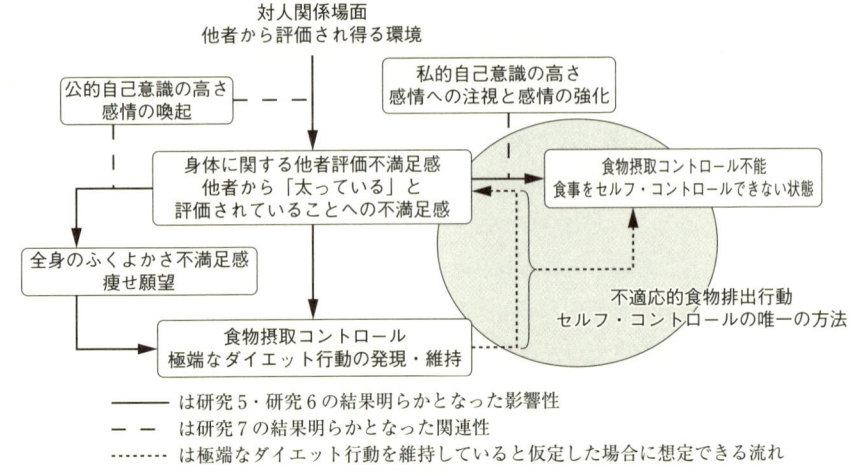

――― は研究5・研究6の結果明らかとなった影響性
― ― は研究7の結果明らかとなった関連性
……… は極端なダイエット行動を維持していると仮定した場合に想定できる流れ

Figure. 14　食行動異常発現・維持の仮説モデル2

伴い他者から「太っている」と評価されていることへの不満が喚起され痩せ願望が発現し，私的自己意識の高揚に伴い，"全身のふくよかさ不満足感"に注視し強化されることで，「ダイエットさえもできない」といった感覚（食事をセルフ・コントロールできない状態）が出現すると考えられる。

　また，私的自己意識が高いパターンよりも両自己意識が高いパターンで不適応的食物排出行動を呈する頻度が高いことが示された。このことから，EDの臨床症状に類似した不適応的な排出行動（たとえば，purgingなど）は，特に公的自己意識の高揚が関連すると考えられる。

　極端なダイエット行動が発現・維持され，食事をセルフ・コントロールできない状態に陥りながら，新たな対人関係場面に遭遇する場合，更に公的自己意識が高揚する。ここで，否定的感情（身体に関する他者評価不満足感）は一層増幅され，強い否定的感情を低減させるための唯一の方法として不適応的な食物排出行動を呈するとも考えられる。

　以上の考察をFigure. 13で示した仮説モデルに組み込むとFigure. 14が想定できる。

4. 食行動の問題に関与する心理教育の実践

　研究1〜研究7を通して，食行動の問題の起点が公的自己意識であること，また高い公的自己意識が身体に関する他者評価不満足感に関連することが明らかとなった。したがって，食行動の問題にアプローチする際，公的自己意識の高揚や公的自己意識の高揚に伴う身体に関する他者評価不満足感の低減を目標とする必要があると考えられる。

　したがって，研究8では，高い公的自己意識を低減させるための心理教育プログラムを開発し，公的自己意識の低減効果を検討すること，研究9では，研究8で開発した心理教育プログラムを用いて，自己意識および身体像不満足感の低減効果を検討するとともに，心理教育を実施する前提として十分な知識教育を実施する必要があることから，知識教育の有無により心理教育プログラムの効果（特に公的自己意識，身体に関する他者評価不満足感の低減効果）に相違が認められるか否かを検討した。

　検討の結果，本研究で開発した心理教育プログラムを実施することで，高い公的自己意識が低減することが示され，その効果は実施後1週間持続されることが認められた。また，公的自己意識の低減効果と同様に，身体に関する他者評価不満足感の低減効果も示され，本プログラムを実施することで，食行動の問題を予防し得る可能性が推測できる。また，知識教育を実施していないグループでは，全ての自己意識，身体像不満足感で変化は認められず，本プログラムをはじめとした，各種予防を目指した実践的教育を実施する上で，知識教育を十分に行う必要性が示唆された。

　本研究で検討した自己意識に関する体系的な心理教育プログラムを学校精神保健の場で適用する試みは今までにない。しかし，こうした短期間で実施することが可能である心理教育を学校精神保健の場で適用することは，食行動の問題を予防するために欠かせないものである。

　こうした中，研究8では1週間の持続効果のみを検討し，研究9では，前後の効果のみを検討していることから，今後は長期的効果の検討を行う必要がある。また，特に身体に関する他者評価不満足感の低減効果が認められたことか

ら，その後，食行動の問題についても変化することが望まれる。しかし，行動的側面の変容を期待する場合，感情面や認知面に対する継続的な関与も必要不可欠であり，また対象者自身が変化に対する実感を有することも必要不可欠である。

研究 8 および研究 9 は，数多くの課題が残されているものの，今後，より精度の高い実験を実施することで，精緻化した心理教育プログラムが開発され，たとえば，学校精神保健の場における食行動の問題に特化した予防法としての位置付けを明確にすることができるだろう。

5. 最　後　に

本書では，女子学生を対象に食行動の問題（特に食行動異常）を発現・維持する要因を分析し，その心理的メカニズムを策定することを目的とした。また，策定した心理的メカニズムに基づき，心理教育プログラムを開発し，その効果を検討することを目的とした。

各研究では，女子学生の現実を反映した"当然"ともいえる結果や，新たな特徴を示した。また，Figure. 14 に示した通り，食行動異常の発現・維持に係る心理的メカニズムを策定した。このモデルは，各研究の結果示された関連性や影響性を組み合わせて想定したものであり，仮説の域を脱することはできず，今後，追従した実証的研究を実施する必要はあるが，痩せ願望を有しダイエット行動を維持する女子学生や ED 臨床群の心理・行動的特徴からみて，現実的なモデルともいえる。

そして，このモデルは"対人関係場面において他者から評価され得る環境"に直面することで公的自己意識が高揚することが起点となる。対人関係場面は一度きりで収束するものではなく，日々多くの機会で直面する場面である。したがって，新たな対人関係場面で，更に身体に関する不満足感や痩せ願望が喚起され，極端なダイエット行動がエスカレートする可能性もある。また，エスカレートして"痩せるための手段"が見つけ難くなる中，私的自己意識が高揚する機会を経て，自己の否定的感情（不満足感）に注視し，否定的感情が強化されることで，"痩せるための手段"さえも選択できない状態に陥るとも考え

られる。また，ここで残された"痩せるための手段"が嘔吐や下剤乱用などといった不適応的な排出行動なのかも知れない。

　他者から「太っている」と評価されていると認識した上で生じる身体像不満足感は痩せ願望を誘発する。こうした中，痩せるための手っ取り早い方法はダイエット行動である。しかし，以上のようなプロセスの中，手っ取り早いはずのダイエット行動さえも選択することができず，EDの臨床症状に類似した"危険"な食行動，"苦しい"感覚に捉われてしまうことも推測できる。

　また，"危険"な食行動や"苦しい"感覚を抑制する場合，その起点にある公的自己意識や身体に関する他者評価不満足感に関与する必要がある。ここでは，"危険さ"や"苦しさ"が生じる理由（理論的側面）を明示し，対象者の十分な理解を得た上で，実際の場面で使用できる方法を体験することが効果を導く。しかしながら，"危険さ"や"苦しさ"が生じる理由（理論的側面）を明示した時，対象者がこれまで以上に自身のセルフ・コントロールできない意識や感情に捉われてしまう可能性もあり，意識や感情をセルフ・コントロールするのではなく，意識や感情を手放す（解放される）ことができる方法論を精緻化・体系化し用いる必要もあるだろう。

　痩身が美しいという社会的基準は確固たるものとなっている。そして，自分の高い価値基準と戦うプロセスが，身体像不満足感や食行動の問題を発現・維持する一因となっている。食行動の問題の解決を目標とした場合，最終的には，その高い価値基準を手放す必要がある。しかし，予防や問題の解決・改善を目指した支援を行う際，食行動の問題を引き起こす要因となり得る自己意識や身体像不満足感を丁寧に扱うことが，"危険さ"や"苦しさ"を低減させることに奏功するだろう。

引用文献

Ajzen, I. (1991). The theory of planned behavior. *Organizational Behavior and Human Decision Processes*, **50**, 179-211.
Akan, G. E., & Grilo, C. M. (1995). Sociocultural influences on eating attitudes and behaviors, body image, and psychological functioning: A comparison of African-American, Asian-American, and Caucasian college women. *International Journal of Eating Disorders*, **18**, 181-187.
American Psychololical Association (1980). *Diagnostic and statistical manual of mental disorders* (3rd ed.). Washington, D.C.: Author.
American Psychololical Association (1994). *Diagnostic and statistical manual of mental disorders* (4th ed.). Washington, D.C.: Author.
青木宏之・末松弘行・江崎正博・黒川順夫・玉井一・武末妙子・遠山尚孝 (1976). 神経性食欲不振症の病態発生機序に関する心身医学的考察. 心身医学, **16**, 30.
馬場安希・菅原健介 (2000). 女子青年における痩身願望についての研究. 教育心理学研究, **48**, 267-274.
Beck, A. T. (1993). Cognitive Therapy: Post, present, and future. *Journal of Consulting and Clinical Psychology*, **61**, 194-198.
Becker, M. H. (1974). The health belief model and personal health behavior. *Health Education Monographs*, **2**, 324-508.
Blanchard, F. A., & Frost, R. O. (1983). Two factors of restraint: Concern for dieting and weight fluctuation. *Behaviour Research and Therapy*, **21**, 259-267.
Brush, H. (1962). Perceptual and conceptual disturbances in anorexia nervosa. *Psychosomatic Medicine*, **24**, 187-194.
Buss, A. H. (1980). *Self-consiousness and social anxiety.* San Francisco: Freeman.
Buttom, E. (1986). Body size perception and response to in-patient treatment in anorexia nervosa. *International Journal of Eating Disorders*, **5**, 617-629.
Caplan, G. (1964). *Principles of preventive psychiatry.* New York: Basic Books.
Cardemil, E. V., & Barber, J. P. (2001). Building model for prevention practice: Depression as an example. *Professional Psychology: Research and Practice*, **32**, 392-401.
Carver, C. S., & Scheier, M. F.(1981). *Attention and self-regulation: A control theory approach to human behavior.* New York: Springer-Verlag.
Cash, T. F. (1989). Body image affect: Gestalt versus summing the parts. *Perceptual and Motor Skills*, **69**, 17-18.

Cooper, P. J., & Fairburn, C. G. (1984). Cognitive behaviour therapy for anorexia nervosa: Some preliminary findings. *Journal of Psychosomatic Research*, **28**, 493-499.

Cooper, P. J., Taylor, M. J., Cooper, Z., & Fairburn, C. G. (1987). The development and validation of the Body Shape Questionnaire. *International Journal of Eating Disorders*, **6**, 485-494.

傳田健三 (2003). 摂食障害の病像の変化. こころの科学, **112**, 15-21.

Duval, S., & Wicklund, R. A. (1972). Avoidance of objective self-awareness under conditions of high and low intra-self discrepancy. In S. Duval & R. A. Wicklund (Eds.), *A theory of objective self-awareness*. New York: Academic Press.

Epp, L. (1986). *Achieving health for all: A framework for health promotion in Canada*. Tront: Health and Welfare Canada.

Fallon, A. E., & Rozin, P. (1985). Sex differences in perceptions of desirable body shape. *Journal of Abnormal Psychology*, **94**, 102-105.

Fenigstein, A., Scheier, M. F., & Buss, A. H. (1975). Public and private self consciousness: Assessment and theory. *Journal of Consulting and Clinical Psychology*, **43**, 522-527.

Fishbein, M., & Ajzen, I. (1975). *Belief, attitude, intention, and behavior: An introduction to theory and research*. Reading, MA: Addison-Wesley.

Freeman, R. J., Beach, B., Davis, R., & Solyom, L. (1985). The prediction of relapse in bulimia nervosa. *Journal of Psychiatric Research*, **19**, 349-353.

Gardner, R. M., Friedman, B. N., & Jackson, N. A. (1998). Methodological concerns when using silhouettes to measure body image. *Perceptual and Motor Skills*, **86**, 387-395.

Garfinkel, P. E. (1991). 神経性食思不振症および過食症：病態理解に基づいた治療. 心身医学, **31**, 27-33.

Garner, D. M. (1991). Eating Disorder Inventory-2: Professional Manual. Odessa, Florida: Psycological Assessment Resources.

Garner, D. M., & Garfinkel, P. E. (1979). The eating attitude test: An index of symptoms of anorexia nervosa. *Psychological Medicine*, **9**, 273-279.

Garner, D. M., & Garfinkel, P. E. (1980). Sosio-cultural factors in the development of eating disorders. *Psychological Medicine*, **10**, 647-656.

Garner, D. M., & Garfinkel, P. E. (1981). Body image in anorexia nervosa: Mesurement, theory and clinical implications. *International Journal of Psychiatry in Medicine*, **11**, 263-284.

Garner, D. M., & Garfinkel, P. E. (1985). *Hand book of psychotherapy for anorexia nervosa and bulimia*. New York: Guilford Press.

Garner, D. M., Garfinkel, P. E., Schwartz, D., & Thompson, M. (1980). Cultural expectations of thinness in women. *Psychological Reports*, **47**, 483-491.

Garner, D. M., Olmstead, M. P., Bohr, Y., & Garfinkel, P. E. (1982). The eating attitude test: Psychometric features and clinical correlates. *Psychological Medicine*, **12**,

871-878.

Garner, D. M., Olmstead, M. P., & Polivy, J. (1983). Development and validation of a multidimensional eating disorder inventory for anorexia nervosa and bulimia. *International Eating Disorders*, **2**, 15-34.

Garner, D. M., & Wooley, S. C. (1991). Confronting the failure of behavioral and dietary treatments for obesity. *Clinical Psychology Review*, **11**, 729-780.

Gould, S. J. (1987). Gender differences in advertising response and self-consciousness variables. *Sex Roles*, **16**, 215-225.

Gralen, S. J., Levine, M. P., Smolak, L., & Murnen, S. K. (1990). Dieting and disordered eating during early and middle adolescence: Do the influences remain the same? *International Journal of Eating Disorders*, **9**, 501-512.

Green, M. W., Elliman, N. A., Rogers, P. J., & Welch, D. A. (1997). Impaired color naming of food and body shape words: Weight phobia or distinct affective state? *International Journal of Eating Disorders*, **21**, 77-82.

Grilo, C. M., Wilfley, D. E., Brownell, K. D., & Rodin, J. (1994). Teasing, body image, and self-esteem in a clinical sample of obese women. *Addictive Behaviors*, **19**, 443-450.

Gull, W. W. (1874). Anorexia nervosa (apepsia hysterica, anorexia hysterica). *Transaction of the Clinical Society of London*, **7**, 22-28.

早野洋美（2002）．男子大学生の摂食障害傾向に関する心理学的研究．心理臨床学研究, **20**, 44-51.

Hayes, S. C., Strosahl, K. D., & Wilson, K. G. (1999). *Acceptance and commitment therapy: An experiential approach to behavior change*. New York: Guilford Press.

Heather, L. B., Pamela, K. K., & Lauren, M. C. (2001). Body type preferences in Asian and Caucasian college students. *Sex Roles*, **45**, 867-878.

Heatherton, T. F., & Baumeister, R. F. (1991). Binge eating as escape from self-awareness. *Psychological Bulletin*, **110**, 86-108.

Heatherton, T. F., Polivy, J., Herman, C. P., & Baumeister, R. F. (1993). Self-awareness, task failure, and disinhibition: How attentional focus affects eating. *Journal of Personality*, **61**, 49-61.

Herman, C. P., & Polivy, J. (1988). Psychological factors in the control of appetite. *Current Concepts in Nutrition*, **16**, 41-51.

Hsu, L. K. G. (1982). Outcome of anorexia nervosa: A review of the literature (1954-1978). *Archives of General Psychiatry*, **37**, 1041-1046.

生田憲正（1995）．摂食障害の発症要因．精神科治療学, **10**, 395-401.

石川俊男・鈴木健二・鈴木裕也・中井義勝・西園文（2005）．摂食障害の診断と治療ガイドライン 2005. マイライフ社．

香川修徳（天明八年）．一本堂行余医言．巻之五，四十頁．

川喜田二郎（1967）．発想法：創造性開発のために．中央公論社．

健康・栄養情報研究会（2004）．国民栄養の現状　平成 14 年厚生労働省国民栄養調査結果, 58.

Kiriike, N., Nagata, T., Tanaka, M., Nishiwaki, S., Takeuchi., N., & Kawakita, Y. (1988). Prevalance of binge eating and bulimia amang adolescent women in Japan. *Psychiatry Reserch,* **26**, 163-169.

Klemchuk, H. P., Hutchinson, C. B., & Frank, R. I. (1990). Body dissatisfaction and eating-related problem on the college campus: Usefulness of the Eating Disorder Inventory with a nonclinical population. *Journal of Counseling Psychology,* **37**, 297-305.

Koff, E., Benavage, A., & Wong, B. (2001). Bodyimage attitudes and psychosocial functioning in EuroAmerican and AsianAmerican college women. *Psychological Reports,* **88**, 917-928.

熊野宏昭 (2009). 二十一世紀の自分探しプロジェクト キャラの檻から出て，街にでかけよう. サンガ新書.

Laessle, R. G., Tuschl, R. J., Waadt, S., & Pirke, K. M. (1989). The specific psychopathology of bulimia nervosa: A comparison with restrained and unrestrained (normal) eaters. *Journal of Consulting and Clinical Psychology,* **57**, 772-775.

Levine, M. P., Smolak, L., Moodey, A. F., Shuman, M. D., & Hessen, L. D. (1994). Normative developmental challenges and dieting and eating disturbances in middle school girls. *International Journal of Eating Disorders,* **15**, 11-20.

Marcks, B. H., & Woods, D. W. (2005). A comparison of thought suppression to an acceptance-based technique in management of personal intrusive thoughts: A controlled evaluation. *Behaviour Research and Therapy,* **43**, 433-445.

Mintz, L. B., & Betz, N. E. (1988). Sex differences in the nature, realism, and correlates of body image. *Sex Roles,* **15**, 185-195.

Mittal, B., & Balasubramanian, S. K. (1987). Testing the dimensionality of the self-consciousness scales. *Journal of Personality Assessment,* **51**, 53-68.

Morton, R. (1689). *Phthisiologia, seu exercitationes de phthisi.* London: S. Smith.

向井隆代 (1996). 思春期女子における身体像不満足感，食行動および抑うつ気分：縦断的研究. カウンセリング研究, **29**, 37-43.

向井隆代 (2005). 日本語版 EAT-26（堀洋道 監 松井豊 編 心理測定尺度集Ⅲ心の健康をはかる. サイエンス社).

Mukai, T., Crago, M., & Shisslak, C. A. (1994). Eating attitudes and weight preoccupation among female high school student in Japan. *Journal of Child Psychology and Psychiatry,* **35**, 677-688.

武藤崇 (2006). アクセプタンス&コミットメント・セラピーの文脈―臨床行動分析におけるマインドフルな展開―. ブレーン出版.

永田利彦・切池信夫・松永寿人・池谷俊哉・吉田充孝・山上栄 (1994). 摂食障害患者における Eating Disorder Inventory (EDI) の試み. 臨床精神医学, **23**, 897-903.

永田利彦・切池信夫・西脇新一・川北幸男・吉野祥一・竹内伸江・田中美苑 (1989). Anorexia Nervosa, Bulimia Nervosa 患者における Eating Attitude Test の信頼性と妥当性. 臨床精神医学, **18**, 1279-1286.

中井義勝 (2000). 摂食障害の疫学. 心療内科, 4, 1-9.
中井義勝 (2003). Eating Attitude Test (EAT) の妥当性について. 精神医学, 45, 161-165.
中井義勝・濱垣誠司・高木隆郎 (1998). 大食症質問票 Bulimic Inverstigatory Test, Edinburgh (BITE) の有用性と神経性大食症の実態調査. 精神医学, 40, 711-716.
日本健康心理学会 (編) (2008). 健康心理学基礎シリーズ4 健康教育議論. 実務教育出版.
日本摂食障害学会 (理事長 切池信夫) (2010). 摂食障害救急患者治療マニュアル 第2版 改訂版 2010. 厚生労働省精神・神経疾患研究開発費 平成20年度～平成22年度20委-2摂食障害の疫学, 病態と診断, 治療法, 転機と予後に関する総合的研究班 (分担研究者 石川俊男).
野上芳美 (1998). 摂食障害とは何か—最近の傾向をどうとらえるか—(野上芳美編 摂食障害. 日本評論社).
大野良之・玉越暁子 (1999). 中枢性摂食障害異常症. 厚生省特定疾患対策研究事業・特定疾患治療研究事業未対象疾患の疫学像を把握するための調査研究班平成11年度研究業績集, 266-310.
Petrie, T. A. (1993). Disordered eating in female collegiate gymnasts: Prevalence and personality/attitudinal correlates. *Journal of Sport and Exercise Psychology*, 15, 424-436.
Polivy, J., & Herman, C. P. (1985). Dieting and bingeing: A causal analysis. *American Psychologist*, 40, 193-201.
Polivy, J., & Herman, C. P. (1987). Diagnosis and treatment of normal eating. *Journal of Counseling and Clinical Psychology*, 55, 635-644.
Polivy, J., & Herman, C. P., (2002). Causes of eating disorders. *Annual Review of Psychology*, 53, 187-213.
Prochaska, J. O., & DiClement, C. C. (1983) Stage and prosesses of self-change of smoking: Toward an integrative model of change. *Journal of Consulting and Clinical Psychology*, 51, 390-395.
Pyszczynski, T., & Greenberg, J. (1987) Self-regulatory perseveration and the depressive self-forcusing style: A self-awareness theory of reactive depression. *Psycological Bulletin*, 102, 1-17.
Rosen, J. C., Reiter, J., & Orosan, P. (1995). Assessment of body image in eating disorders with the body dysmorphic disorder examination. *Behaviour Research and Therapy*, 33, 77-84.
Rozin, P., & Fallon, A. (1988). Body image, attitudes to weight, and misperceptions of figure preferences of the opposite sex: A comparison of men and women in two generations. *Journal of Abnormal Psychology*, 97, 342-345.
Ruderman, A. J., & Grace, P. S. (1988). Bulimics and restrained eaters: A personality comparison. *Addictive Behaviors*, 13, 359-368.
Russell, G. F. M. (1979). Bulimia nervosa: An ominous variant of anorexia nervosa.

Psychological Medicine, **9**, 429-448.
坂本真士 (1997). 自己注目と抑うつの社会心理学. 東京大学出版会.
坂本真士・西河正行 (2002). 大学生における抑うつ気分のコントロールに関する予防的取り組み：グループワークを利用した心理教育プログラムの開発. 大妻女子大学人間関係学部紀要, **3**, 227-242.
Scheier, M. F., & Carver, C. S. (1988). A model of behavioral self-regulation: Translation intention into action. In L. Berkowiz (Ed.), *Advances in experimental social psychology*, **21**, 303-346.
志村翠 (2003). Eatng Disorder Inventory (EDI)：摂食障害調査質問紙 (上里一郎 監 心理アセスメントハンドブック〔第2版〕西村書店).
新里里春・玉井一・藤井真一・吹野治・中川哲也・町元あつこ・徳永鉄哉 (1986). 邦訳版食行動調査票の開発およびその妥当性・信頼性の研究. 心身医学, **26**, 398-407.
Slade, P. D. (1988). Body image in anorexia nervosa. *British Journal of Psychiatry*, **153** (Suppl. 2), 20-22.
Steiner-Adair, C., Sjostrom, L., Franko, D. L., Pai, S., Tucker, R., Becker, A. E., & Herzog, D. B. (2002). Primary prevention of eating disorders in adolescent girls: Learning from practice. *International Journal of Eating Disorders*, **32**, 401-411.
Stice, E. (2001). A prospective test of the dual path way model of bulimic pathology: Mediating effects of dieting and negative affect. *Journal of Abnormal Psychology*, **110**, 124-135.
Stice, E., Akutagawa, D., Gaggar, A., & Agras, W. S. (2000). Negative affect moderates the relation between dieting and binge eating. *International Journal of Eating Disorders*, **27**, 218-229.
Stice, E., Schupak-Neuberg, E., Shaw, H. E., & Stein, R. I. (1994). Relation of media exposure to eating disorder symptomatology: An examination of mediating mechanisms. *Journal of Abnormal Psychology*, **103**, 4, 836-840.
Stice, E., & Shaw, H. (2004). Eating disorder prevention programs: A meta-analytic review. *Psychological Bulliten*, **130**, 206-227.
Striegel-Moore, R. H., Silberstein, L. R., & Rodin, J. (1986). Toward an understanding of risk factors for Bulimia. *American Psychologist*, **41**, 246-263.
Striegel-Moore, R. H., Silberstein, L. R., & Rodin, J. (1993). The social self in bulimia nervosa: Public self-consciousness, social anxiety, and perceived fraudulence. *Journal of Abnormal Psychology*, **102**, 297-303.
末松弘行・久保木富房・和田迪子 (1979). 神経性食欲不振症の臨床像. 治療, **61**, 3, 703-707.
菅原健介 (1984). 自己意識尺度 (self-consciousness scale) 日本語版作成の試み. 心理学研究, **55**, 184-188.
菅原健介・馬場安希 (1998). 現代青年の痩身願望についての研究―男性と女性の痩身願望の違い―. 日本心理学会第62回大会発表論文集, 69.

種田真砂雄（1991）．摂食障害の問題点　認知の視点から．臨床精神医学, **20**, 83-94.
Thompson, J. K. (1992). Progress in behavior modification. In M. Hersen, R. M. Eisler, & P. M. Miller (Eds.), *Body image: Extent of disturbance, associated features, theoreticcal models, assessment methodologies, and a proposal for a new DSM-IV diagnostic category-Body imadge disorder.* Syracuse, IL: Syracuse Publishing.
Thompson, J. K., Heinberg, L. J., Altabe, M., & Tantleff-Dunn, S. (1999). *Exacting beauty: Theory, assessment, and treatment of body image disturbance.* Washington, D. C.: American Psychological Association.
Treasure, J. (1997). *Anorexia nervosa : A survival guide for families, friends, and sufferers.* East Sussex, UK : Psychology Press.（ジャネット・トレジャー著　傳田健三・北川信樹訳　2000　拒食症サバイバルガイド：家族，援助者，そしてあなた自身のために　金剛出版）．
辻平次郎（1998）．自己意識と他者意識．北大路書房．
辻平次郎（2005）．森田療法における自己意識・自己内省の概念と測定（梶田叡一編　自己意識研究の現在2　ナカニシヤ出版）．
Ujiie, T., & Kono, M. (1994). Eating Attitute Tests in Japan. *Journal of Psychiatry Neural,* **48**, 557-565.
氏原寛・亀口憲治・成田善弘・東山紘久・山中康裕　（2004）．心理臨床大事典．培風館．
Wegner, B. S., Hartmann, A. M., & Geist, C. R. (2000). Effect of exposure to photographs of thin models on self-consciousness in female college students. *Psychological Reports,* **86**, 1149-1154.
Wicklund, R. A., & Gollwitzer, R. M. (1987). The fallacy of the private-public self-focus distinction. *Journal of Personality,* **55**, 491-523.
Wilson, K. G., & Murrell, A. R.(2004). Values work in Acceptance and Commitment Therapy: Setting a course of behavioral treatment. In S. C. Hayes, V. M. Follette, & M. M. Linehan (Eds.), *Mindfulness and acceptance: Expanding the cognitive-behavioral tradition.* New York: Guilford Press.
World Helth Organization (1992). *The ICD-10 Classification of Mental and Behavioral Disorders: Clinical descriptions and diagnostic guideline.* World Helth Organization.
山中学・宮坂菜穂子・吉内一浩・佐々木直・野村忍・久保木富房（2000）．大学生の摂食障害．心身医学, **40**, 216-219.
山蔦圭輔（2010）．食行動異常および摂食障害予防のための基礎的研究―身体像不満と食行動異常との関連性―．健康心理学研究, **23**, 1-10.
山蔦圭輔（2011）．非評価的な感情体験に基づく心理教育が公的自己意識に及ぼす影響．日本健康教育学会誌, **19**, 48-56.
山蔦圭輔・中井義勝・野村忍（2009）．食行動異常傾向測定尺度の開発および信頼性・妥当性の検討．心身医学, **49**, 315-323.
山蔦圭輔・野村忍（2004）．女子大学生における食行動異常（第1報）．女性心身医学,

9, 211-218.

山蔦圭輔・野村忍 (2005). 女子大学生における食行動異常―身体像不満足感測定尺度の開発および信頼性・妥当性の検討―（第2報）. 女性心身医学, **10**, 163-171.

あとがき

　食行動の問題について身体像不満足感や自己意識をキーワードとして取り上げ研究をはじめたのは大学院修士課程である。ここでは，まず先行研究のレビューを始めた。多様な研究が存在する中で，身体像不満足感と食行動の問題との関連性に言及した研究は積み重ねられており，改めて研究を実施する意義があるか否か，研究テーマを変えるべきか否かなど真剣に迷ったことも鮮明に記憶している。瞬く間に時は過ぎ，大学院博士課程在籍時に，摂食障害患者の支援や学生の食行動の問題に触れる機会を通し，多少の整理をつけながら"研究の結果が現実の問題を証明し問題解決の一助となる可能性"を少しだけ実感することができた。この経験は，本書を構成する各研究の基盤となっている。また，もしかすると目を逸らした方が良かったのかも知れないが，「臨床心理学研究とは何か」といった難しい課題に直面することにもなる。まだまだ駆け出し研究者に過ぎない私にとって，この課題は長きにわたる重要なテーマとなるだろう。

　こうした中，さまざまな人との出会いが，研究や臨床そして日常生活に至るまで，多大な影響を与えている。
　本書の各研究では多くの学生，摂食障害の患者さんにご協力いただいている。こうした方々のご協力なしには研究は遂行できない。この場を借りて御礼申し上げる。そして，ご協力いただいた方々にとって，本書に詰め込んだ情報のたとえひとつであっても有益なものとなることを願っている。
　また，多くの温かいご指導をいただいている野村忍先生，自己意識という概念をご教示下さった坂本真士先生をはじめ，いつも重要なご示唆を下さるさまざまな先生方との出会いは今の私の基盤となっている。さらに，教育・研究に取り組む過程で多大なるご支援をいただいている宮内ミナミ先生のご配慮なくして本書の完成はなかった。こうした先生方には現在も公私ともに暖かいご支

援をいただいている。改めて御礼申し上げる。今後ともよろしくお願い申し上げます。

　そして，早稲田大学の先輩・後輩，同期たちとの関係の中で学ぶことも多く，こうした関係も今の私の構成要素となっている。多くの方々に対する感謝の念は紙面では綴り切れない。この恵まれた環境を振り返り，人との繋がりの大切さを実感している。

　また，至らない点ばかりの研究成果を世に出す上で多大なお力添えをいただいたナカニシヤ出版の宍倉由髙氏・山本あかね氏に御礼申し上げる。両氏との出会いは学会大会と記憶しているが，右も左もわからない私と関係を築いていただいたことに感謝申し上げる。そして，校正の度にしつこい程の加筆修正をお願いし，ご負担をおかけした私に，いつも明るく接していただけたことは何よりも有難い思い出である。

　最後に，私が選択したこの道を暖かく支援し続けてくれる両親，優しく見守ってくれる妻，エネルギー一杯の二人の娘に感謝する。

　食行動の問題に係る研究は数多く，臨床上有益な知見が多数示されている。こうした中，今後も丁寧に研究を進め，その成果が支援場面において奏功するよう，希望の有る成果を積み重ねたい。

2012 年 2 月

事項索引

あ

RMSEA　*74*
ROC 曲線　*64*
ROC 分析 (receiver operating characteristic analysis)　*64,65*
ICD-10 (The ICD-10 Classification of Mental and Behavioral Disorders: Clinical descriptions and diagnostic guideline)　*3,4*
アウトカム変数　*116*
アクセプタンス・コミットメント・セラピー (Acceptance and Commitment Therapy; ACT)　*104*
アセスメント　*17,24*
Anorexia Nervosa → 神経性無食欲症
アメリカ精神医学会 (American Psychological Association; APA)　*1*
EAT (Eating Attitude Test)　*17,19*
EAT-26 (Eating Attitude Test-26)　*17,20,24,32,33,39,42,44,48,54,56,64*
ED → 摂食障害
　　──ハイリスク群　*7,15,75*
　　──ハイリスク者　*1,61*
　特定不能の── (Eating Disorder Not Otherwise Specified: EDNOS)　*2,7,68*
EDI (Eating Disorder Inventory)　*17,20,24,56*
　　──過食尺度　*54*
　　──痩せ願望得点　*44,47*
　　──痩せ願望尺度　*42,54*
一要因分散分析　*33,56,69,80,92*
イメージ体験段階　*103,107,109,111*
イメージ評価　*103,107,109,111*
因子負荷量　*36,43,56*
Wilcoxson の順位和検定　*107*
うつ病　*18*
AEBS → 食行動異常傾向測定尺度
AN → 神経性無食欲症
AGFI　*74*
嘔吐　*36,39,120*
オタワ憲章　*21*

か

外見への意識　*12,125*
顔に関する不満足感　*26,45,49,124*
仮説モデル　*100,116,123,126*
家族療法　*18*
学校精神保健　*15,17,18,20,22,23,38,39,62,79,85,101,116,127*
カットオフポイント　*44,51,56,61-64,68-71,75,80,119,120*
間接効果　*74*
感度　*64-66*
基準関連妥当性　*51,62*
教育セッション　*103,104,109,111*
教材の開発　*115*
極端なダイエット行動　*8,10,19,22,31,61,78,86-88,97,98,100,122,125*
クラスター分析　*80,92*
Cronbach の α 係数　*36,44,45,56*
K-J 法　*42,45,54,57,61*
K-means 法　*80,92*
健康
　　──開発　*116*
　　──教育　*22,115*
　　──信念モデル　*21*
　　──保持増進　*21*
構成概念妥当性　*49,61*
公的自意識 (public self-consciousness)　*25*
　　──尺度　*103*
公的自己意識　*11-13,21,91,92,97,98,102,109,124*
　　──高群　*93*
　　──の高揚　*13,97,125,126*
行動計画理論　*21*
行動変容ステージ　*22*
合理的行為の理論　*21*

さ

サイバネティックス・モデル　*13*
サポート源　*21*
GFI　*74*
自意識尺度 (Self-consciousness Scale)　*25*
自己意識　*11,20*
　　──高群　*93*
　　──尺度　*54*
　　──項目　*111*
　　──低群　*93*
　　──保有パターン　*92,*

97, 124
　　——理論　124
自己イメージ　12, 13
自己概念　12
自己注目　104
自己内省　12
自己誘発性嘔吐　2, 3, 61
実験研究　119
実践的教育　127
私的自意識（private self-consciousness）　25
私的自己意識　12, 13, 21, 91, 92, 97, 98, 124
　　——高群　93
　　——の高揚　13, 97, 125
自動処理　104
自動的　96
社会文化的影響　8, 11, 19, 23, 31, 39, 41, 53, 77, 91, 124
主因子法　33, 43, 57
主観的体験　109
状態的意識　12
象徴　52, 84, 85, 96, 125
食行動異常　7, 10, 16, 20, 22, 37, 41, 53, 63, 67, 79, 91, 97, 101, 119, 128
　　——傾向測定尺度（Abnormal Eating Behavior Scale：AEBS）　26, 60, 63, 66, 80, 92, 111, 119
　　——発現リスク　116
食行動調査票　→　EAT-26
食行動の問題　7-9, 11, 15, 16, 18, 20, 22, 23, 31, 53, 67, 91, 123, 127-129
食事　61, 78, 97, 122
　　——制限　27
食物摂取コントロール　26, 57, 60, 65, 66, 77, 81, 119, 121
　　——感　36, 38, 120
　　——不能　26, 57, 60, 65, 66, 77, 81, 119, 121, 125
食事と体型に関する他者評価への意識　36

食物に関する捉われ感　36, 38, 39, 120
自律訓練法　106
シルエット　16
　　——画
　　　　——項目　23, 32, 42
　　　　——差得点　34, 44, 45
　　　　——得点　24
　　　　　　実際の——　34
　　　　　　理想的——　34
神経性食欲不振症　4
神経性大食症（Bulimia Nervosa; BN）　2, 3, 4, 6, 17, 20
神経性無食欲症（Anorexia Nervosa; AN）　2, 3, 4, 6, 17, 20, 24, 54, 68
身体
　　——に関する他者評価不満足感　26, 45, 49, 81, 88, 121, 124
　　——の長さに関する不満足感　45, 49
　　——パーツ　123
　　——への意識　102
身体像
　　——の障害　9
　　——の認識　9
　　——の歪み　9
　　——不満足感　10, 11, 14, 16, 18, 23, 31, 38, 39, 41, 67, 69, 80, 91, 119, 123
　　　　——測定尺度（Body Image Dissatisfaction Scale; BIDS）　25, 42, 45, 51, 54, 72, 80, 111
信頼性　16, 44, 56
心理教育　15, 18, 21, 22, 101, 110, 114, 127
　　——プログラム　101, 103, 115, 116, 119, 127, 128
心理的非柔軟性　104
心理的メカニズム　20, 110, 119, 128

心理モデル　88
スクリーニング　15, 17, 64
　　——テスト　17, 62, 63
スクリープロット　36, 43, 56
Spearmanの順位相関係数　69
性差　67
世界保健機構（World Health Organization; WHO）　1
摂食形態　36
摂食障害（Eating Disorder; ED）　1-3, 18, 19, 21, 42
　　——調査質問紙　→　EDI
セルフ・コントロール　26, 77, 78, 86-89, 97, 98, 104, 122, 123, 125, 129
全身不満　95
早期発見　15, 16
層別無作為化　116
ソーシャルサポート　21

た
ダイエット行動　9, 10, 38, 39, 120
体験セッション　103, 104, 109, 111, 115
対人関係場面　76, 87, 95, 96, 98, 100, 101, 106, 109, 115, 121, 124-126, 128
対人不安　109
他者評価　10, 19, 26, 52, 76, 77, 86, 87, 89, 90, 123
　　——に対する否定感　78
　　——不満　88, 89, 97, 98, 100, 102
　　——への意識　10, 42, 49
妥当性　16, 44, 56
多母集団同時分析　69
単一焦点仮説　13
探索的因子分析　33, 43, 57, 120
知識教育　15, 22, 101, 114, 115, 127

Tukey 法　　37,47,48,58,60,
　71,72,83,94
直接効果　　74
t 検定　　80
DSM-Ⅲ　　6
DSM-Ⅳ-TR（Diagnostic
　and statistical manual of
　mental disorders, 4th ed.
　Text Revision）　　1,2,38
適合度指標　　74,78
統合失調症　　18
統制群　　117
等値制約　　74
特異度　　64-66

な

内的状態への意識　　12
二重付加　　36,43,56
認知的フュージョン　　104

は

purging　　4,26,61,85,98,
　100,126
配置普遍性　　74
パス解析　　73
バリマックス回転　　33,43,
　56
Pearson の積率相関係数
　33,69,80
非定型神経性大食症　　3
BIDS　→　身体像不満足感

測定尺度
BN　→　神経性大食症
BMI（Body Mass Index）
　23,32,38,39,41,69,119
否定的感情　　26,52,76-78,
　86,87,89,90,98,100,102,
　123,126,128
非評価的感情体験　　103,
　109,110,115
肥満恐怖　　14,36,38,39,76,
　120,121
評価意識　　12
binge eating　　4,26,77,
　87-89
ふくよかさ
　下半身の——　　19,41
　全身の——　　19,41
　——不満足感　　26,45,
　　49,81,121
不適応的食物排出行動　　26,
　57,60,65,66,119,125
Freedman 検定　　107,113
Bulimia Nervosa　→　神経
　性大食症
ヘルスプロモーション　　21
ボディ・イメージ　　3,23,
　31,32,119
　実際の——　　37,38
　理想的——　　37,38,120
Bonferroni の不等式による
　修正　　107

ま

Mann-Whitney の U 検定
　72,107,113
無作為抽出　　103
メタファ　　106,112
メンタルヘルス　　109,116

や

痩せ願望　　10,20,25,76,
　86-89,96,98,117,122,126
抑うつ　　21
予防　　15,18,21,23,53,89,
　115,123,127,129
　第一次——　　15
　第二次——　　15
　第三次——　　15
　——教育　　21,116
　——的援助　　32,38,91
　——的支援　　75,87

ら

ランダム化比較試験　　116
理想的基準　　95,97,124,
　126
リラクセーション法　　106
理論横断モデル（transtheor-
　etical model）　　22,110
理論的側面　　115,129
倫理的配慮　　29
連続性　　31,77
ロールプレイ　　115

人名索引

A

Agras, W. S.　　11
Akutagawa,D.　　11
Ajzen, I.　　21
Akan, G. E.　　14
Altabe, M.　　9

B

Balasubramanian, S. K.
　12
Barber, J. P.　　104
Baumeister, R. F.　　14,21
Beck, A. T.　　102
Becker, A. E.　　18

Becker, M. H.　　21
Beach, B.　　9
Benavage, A.　　10,42
Betz, N. E.　　10,11
Blanchard, F. A.　　14
Bohr, Y.　　17
Brownell, K. D.　　11

Brush, H. *9*
Buss, A. H. *11-13, 109, 116, 125*
Buttom, E. *9*

C
Caplan, G. *15*
Cardemil, E. V. *104*
Carver, C. S. *13*
Cash, T. F. *10, 19, 42, 77*
Cooper, P. J. *10, 16*
Cooper, Z. *16*
Crago, M. *17*

D
Davis, R. *9*
DiClement, C. C. *22, 110*

E
Elliman, N. A. *10*
Epp, L. *21*

F
Fairburn, C. G. *10, 16*
Fallon, A. E. *10, 16, 23*
Fenigstein, A. *11, 25, 109*
Fishbein, M. *21*
Franko, D. L. *18*
Frank, R. I. *78*
Freeman, R. J. *9*
Friedman, B. N. *9*
Frost, R. O. *14*

G
Gaggar, A. *11*
Gardner, R. M. *9*
Garfinkel, P. E. *7-10, 17, 19, 42*
Garner, D. M. *9, 10, 17, 19, 24, 78*
Geist, C. R. *14*
Gollwitzer, R. M. *12*
Gould, S. J. *14*
Grace, P. S. *11*

Gralen, S. J. *10, 77*
Green, M. W. *10*
Greenberg, J. *13*
Grilo, C. M. *11, 14*
Gull, W. W. *6*

H
Hartmann, A. M. *14*
Hayes, S. C. *104*
Heather, L. B. *9*
Heatherton, T. F. *14, 21*
Heinberg, L. J. *9*
Herman, C. P. *8, 10, 11, 14, 19, 89*
Herzog, D. B. *18*
Hessen, L. D. *9, 79*
Hsu, L. K. G. *9*
Hutchinson, C. B. *78*

J
Jackson, N. A. *9*

K
Kawakita, Y. *7*
Kiriike, N. *7*
Klemchuk, H. P. *78*
Koff, E. *10, 19, 42*
Kono, M. *17*

L
Laessle, R. G. *11*
Lauren, M. C. *9*
Levine, M. P. *9, 10, 77, 79*

M
Marcks, B. H. *102*
Mintz, L. B. *10, 11*
Mittal, B. *12*
Moodey, A. F. *9, 79*
Morton, R. *6*
Mukai, T. *17, 24*
Murnen, S. K. *10, 77*
Murrell, A. R. *104*

N
Nagata, T. *7*
Nishiwaki, S. *7*

O
Olmstead, M. P. *17*
Orosan, P. *85*

P
Pai, S. *18*
Pamela, K. K. *9*
Petrie, T. A. *10*
Pirke, K. M. *11*
Polivy, J. *8, 10, 11, 14, 17, 19, 89*
Prochaska, J. O. *22, 110*
Pyszczynski, T. *13*

R
Reiter, J. *85*
Rodin, J. *9, 11, 14*
Rogers, P. J. *10*
Rosen, J. C. *85*
Rozin, P. *10, 16, 23*
Ruderman, A. J. *11*
Russell, G. F. M. *6*

S
Scheier, M. F. *11, 13, 109*
Schupak-Neuberg, E. *9*
Schwartz, D. *10*
Shaw, H. E. *9, 11*
Shisslak, C. A. *17*
Shuman, M. D. *9, 79*
Silberstein, L. R. *9, 14*
Sjostrom, L. *18*
Slade, P. D. *9*
Smolak, L. *9, 10, 77, 79*
Solyom, L. *9*
Stein, R. I *9*
Steiner-Adair, C. *18*
Stice, E. *9, 11, 19*
Striegel-Moore, R. H. *9, 14*

Strosahl, K. D.　　104

T
Takeuchi, N.　　7
Tanaka, M.　　7
Tantleff-Dunn, S.　　9
Taylor, M. J.　　16
Thompson, J. K.　　10, 19, 42
Thompson, M　　10
Treasure, J.　　1
Tuschl, R. J.　　11

U
Ujiie, T.　　17

W
Waadt, S.　　11
Wang, B.　　42
Wegner, B. S.　　14
Welch, D. A.　　10
Wicklund, R. A.　　12
Wilfley, D. E.　　11
Wilson, K. G.　　104
Wong, B.　　10
Woods, D. W.　　102
Wooley, S. C.　　78

あ
青木宏之　　6
生田憲三　　8
池谷俊哉　　17
石川俊男　　4, 5, 15
氏原　寛　　18
江崎正博　　6
大野良之　　7

か
香川修徳　　6
亀口憲治　　17
川喜田二郎　　42, 54
切池信夫　　17
久保木富房　　4, 7
熊野宏昭　　106
黒川順夫　　6

さ
坂本真士　　18, 21, 104
佐々木直　　7
志村　翠　　25
新里里春　　17, 24
末松弘行　　4, 6
菅原健介　　9, 25
鈴木健二　　4, 5
鈴木裕也　　4, 5

た
髙木隆郎　　7
武末妙子　　6
種田真砂雄　　11, 20, 39, 91
玉井　一　　6, 17
玉越暁子　　7
辻　平次郎　　12, 13, 104, 109, 116
傳田健三　　1
遠山尚孝　　6
徳永哲也　　17

な
中井義勝　　4, 5, 7, 17, 24, 31, 41, 44, 51, 53, 61, 63
中川哲也　　17

永田利彦　　17, 25
成田善弘　　18
西河正行　　18
西園　文　　4, 5
野上芳美　　9
野村　忍　　7, 31, 41, 53, 63

は
馬場安希　　9
濱垣誠司　　7
早野洋美　　11
東山紘久　　18
吹野　治　　17
藤井真一　　17

ま
町元あつこ　　17
松永寿人　　17
宮坂菜穂子　　7
向井隆代　　24
武藤　崇　　106

や
山上　栄　　17
山蔦圭輔　　31, 41, 53, 63, 67, 79, 102
山中　学　　7
山中康裕　　18
吉内一浩　　7
吉田充孝　　17

わ
和田迪子　　4

著者紹介

山蔦　圭輔（やまつた　けいすけ）
産業能率大学情報マネジメント学部准教授
2007 年早稲田大学大学院人間科学研究科博士課程修了
博士（人間科学）・臨床心理士
主著に，『こころの健康を支える　臨床心理学』（学研メディカル秀潤社，2012），「非評価的な感情体験に基づく心理教育が公的自己意識に及ぼす影響」（『日本健康教育学会誌』第 19 巻第 1 号，48-56 頁，2011），「身体像不満と食行動異常との関連性—食行動異常および摂食障害予防のための基礎研究」（『健康心理学研究』第 23 巻第 2 号，1-10 頁，2010），「自己意識および痩せ願望と食行動異常との関連性」（『女性心身医学』第 15 巻第 2 号，221-227 頁，2010）など。

摂食障害および食行動異常予防に関する研究

2012 年 2 月 20 日　　初版第 1 刷発行　　　　定価はカヴァーに表示してあります

著　者　　山蔦　圭輔
発行者　　中西　健夫
発行所　　株式会社ナカニシヤ出版
〒606-8161　京都市左京区一乗寺木ノ本町 15 番地
　　　　　　　　　telephone　075-723-0111
　　　　　　　　　facsimile　075-723-0095
　　　　Website　http://www.nakanishiya.co.jp/
　　　　e-mail　　iihon-ippai@nakanishiya.co.jp
　　　　　　郵便振替　01030-0-13128

装幀＝白沢　正／印刷＝創栄図書印刷／製本＝兼文堂
Printed in Japan
Copyright Ⓒ 2012 by K. Yamatsuta
ISBN 978-4-7795-0468-6

本書のコピー，スキャン，デジタル化等の無断複製は著作権法上での例外を除き禁じられています。本書を代行業者等の第三者に依頼してスキャンやデジタル化することはたとえ個人や家庭内の利用であっても著作権法上認められておりません。